Inéo Hamed Ko

Exames de extensão iniciais para o cancro da mama utilizando imagens médicas

Inéo Hamed Ko

Exames de extensão iniciais para o cancro da mama utilizando imagens médicas

Estudo multicêntrico de 502 casos em Ouagadougou

ScienciaScripts

Imprint

Cover image: www.ingimage.com

This book is a translation from the original published under ISBN 978-620-6-72239-7.

Publisher:
Sciencia Scripts
is a trademark of
Dodo Books Indian Ocean Ltd. and OmniScriptum S.R.L publishing group

120 High Road, East Finchley, London, N2 9ED, United Kingdom
Str. Armeneasca 28/1, office 1, Chisinau MD-2012, Republic of Moldova, Europe
Printed at: see last page
ISBN: 978-620-8-18529-9

Conteúdo

DEDICACES

Dedico este trabalho

A Peternel Dieu le pere tout puissant

Dou graças a Deus, o Todo-Misericordioso, o Misericordioso, por tudo o que me concedeu durante a minha curta vida e os meus estudos.

Tu és o rei da glória, aquele para quem nada é impossível. Agradeço-te o privilégio que me deste de estudar medicina e de realizar este trabalho. Abençoa a minha carreira sócio-profissional. Que toda a honra e toda a glória sejam vossas durante séculos e séculos. AMÉM!

Para a minha mãe Serme Djeneba

Sois uma fonte inesgotável de ternura, de paciência e de sacrifício. As vossas orações e bênçãos foram uma grande ajuda para mim ao longo do caminho. Não importa o que eu diga ou escreva, não consigo exprimir suficientemente o meu afeto e a minha gratidão para convosco. Espero nunca vos desiludir ou trair a vossa confiança e os vossos sacrifícios. Nunca deixaram de me apoiar e de me encorajar e, sobretudo, de rezar por mim ao longo dos meus anos de estudo. Neste dia memorável para mim e para vós, aceitem esta obra como sinal da minha profunda gratidão e estima. Que o Todo-Poderoso vos dê saúde, felicidade e vida longa, para que eu possa, por minha vez, cumprir-vos.

Para o meu pai Ko Issoufou

A vossa interminável paciência, compreensão e encorajamento são o apoio indispensável que sempre me deram. Devo-vos o que sou hoje e o que serei amanhã, e farei sempre o meu melhor para continuar a ser o vosso orgulho e nunca vos desiludir. Não há palavras suficientes para exprimir os meus profundos sentimentos de amor e respeito; que o Todo-Poderoso vos preserve, vos conceda saúde, felicidade e paz de espírito e vos proteja de todo o mal.

Para o meu irmão gémeo Ko Inesseu Ь>таё1

Obrigado pelo vosso encorajamento e apoio. Desejo-vos boa saúde e um futuro cheio de alegria, felicidade e sucesso na vossa vida. Através desta obra, exprimo os meus sentimentos de fraternidade e de amor. Que possamos permanecer sempre unidos.

Aos meus irmãos e irmãs, KO Franck, que a tua alma descanse em paz, Abdoul, Aicha, IsmaSl, Bertrand e Cristo

Como prova do meu afeto fraternal, da minha profunda ternura e da minha gratidão, desejo-te uma vida cheia de felicidade e de sucesso. És excecional e desejo-te todas as felicidades. Que Alá te proteja, te cubra com as suas graças e reforce a nossa fraternidade.

O meu tio Serme Yaya

Não se pouparam a esforços para nos acompanharem sempre que precisámos. A nossa oração é que Deus continue a inundar-vos com as suas ricas bênçãos.

Para o meu tio Dr. Biyen Bely

Gostaríamos de expressar os nossos sinceros agradecimentos por todos os vossos conselhos e apoio. Que Deus continue a abençoar-vos e a retribuir as vossas bênçãos cem vezes mais. AMÉM !!!

Para o meu tio Número Seydou

Obrigado por tudo, que Deus continue a elevar-vos acima das vossas expectativas e que o melhor vos surpreenda a vós e à vossa família.

AGRADECIMENTOS

Os nossos agradecimentos vão para :

Aos meus tios e tias

Não mencionarei nomes por receio de me esquecer de alguns. Obrigado a todos pelas suas múltiplas formas de apoio.

Aos meus primos

Obrigado pelo vosso encorajamento.

Aos meus amigos Zida, Sayouba, Cheick, Ibrahim, Ousmane, Prospere, Salimata

Obrigada por estarem presentes todos os dias e por me apoiarem. Durante estes anos de medicina, pode ter-se criado uma distância com alguns de vós, mas quero que saibam que vos trago no meu coração. Que Deus vos abençoe abundantemente e que nos permita partilhar sempre momentos juntos.

Aos meus amigos da promoção

Trabalhar ao vosso lado foi um dos maiores legados da minha vida. Aprendi com todos e cada um de vós e, na vossa companhia, tornei-me um melhor amigo e um futuro médico.

Que este apoio mútuo se mantenha durante toda a nossa vida de médicos e muito para além dela.

À Pr Ag. Benilde Marie Ange KAMBOU/ TIEMTORE meu orientador de tese

Obrigado por ter aceite supervisionar este trabalho. Obrigado pela sua disponibilidade e encorajamento constantes, apesar da sua agenda muito preenchida. Para além da vertente profissional, deu-nos apoio e carinho maternal. A sua humildade e simplicidade conquistaram-nos. A sua determinação em tirar o melhor partido de cada um dos seus alunos levou-os a superarem-se. Foi uma grande honra aprender consigo, tanto na prática médica como nas legiões da vida. Rezo a Deus Todo-Poderoso para que continue a inspirar-vos com esta grande força e para que vos eleve ao pináculo da vossa arte. Que ele vos abençoe a vós e a toda a vossa família.

À Dra. Adjiratou KOAMA, minha co-diretora

É uma honra imensa para si ter co-dirigido este trabalho. Contribuiu grandemente para a sua qualidade, orientando-nos, aconselhando-nos e dando-nos muito do seu precioso tempo. A sua disponibilidade e a sua humildade marcaram-nos. Apreciámos muito o seu apoio e os seus valiosos conselhos, que nos ajudaram a realizar este trabalho. O seu gabinete esteve sempre aberto para nós, com toda a amabilidade e modéstia que o caracterizam. Em suma, é para nós um modelo a seguir. Esperamos que este trabalho seja aceitável, e a honra é toda vossa. Queira aceitar os protestos da nossa estima e os nossos sinceros agradecimentos. Sinto-me feliz por ter estado convosco durante tão pouco tempo. Que Deus vos abençoe e aos vossos entes queridos.

A todo o pessoal do serviço de imagiologia médica e de radiologia de intervenção,

Obrigado pelo vosso apoio e colaboração na elaboração deste documento.

A todas as pessoas que sofrem de cancro da mama: tenham fé em Deus e que Ele vos ajude.

Às famílias enlutadas: Que o Todo-Poderoso seja o vosso consolador neste momento de provação. Que Deus vos abençoe.

A todos aqueles que me apoiaram de alguma forma

Agradeço igualmente a todas as pessoas singulares e colectivas que, de perto e de longe, não se pouparam a esforços para apoiar a elaboração deste documento.

AOS NOSSOS ESTIMADOS MESTRES E JUÍZES

Ao nosso mestre e presidente do júri, Dr. Nayi Zongo (MCA)

Tu és :

> **Professor associado de cancerologia cirúrgica na UFR SDS da Universidade Joseph Ki Zerbo,**

> **Cirurgião oncológico no CHUYO ,**

> **Antigo interno de um hospital no Burkina Faso**

> **Coordenador do mestrado em senologia, técnicas de cirurgia oncológica e reconstrução mamária**

> **Coordenador do Programa Nacional de Controlo do Cancro (PNLCC)**

> **Presidente da coligação contra o cancro do Burkina Faso (COBUCAN)**

> **Presidente da Liga do Burkina Faso contra o cancro da mama (LIBUCAS)**

> **Cavaleiro da Ordem Nacional de Mérito do Burkina Faso**

Senhor Advogado :

É uma grande honra para si ter aceite presidir a este júri de tese, apesar dos seus muitos compromissos. A sua simplicidade, a sua modéstia, a sua disponibilidade constante, o seu rigor no trabalho e a amplitude dos seus conhecimentos científicos fazem de si um homem admirável, um mestre apreciado por todos. Tivemos o privilégio de beneficiar dos seus ensinamentos teóricos e práticos durante a nossa formação, durante a qual aprendemos muito consigo em termos científicos. Caro Mestre, permita-nos, neste dia, exprimir-lhe a nossa profunda gratidão. Que Deus o guie e abençoe a si e à sua família; que o acompanhe em tudo o que empreender. AMÉM!

À nossa ilustre mestre e diretora destes Dr. TIEMTORE-KAMBOU Benilde Marie-Ange (MCA)

Tu és :

> **Médico, radiologista ;**

> **Professor associado de radiodiagnóstico e de imagiologia médica na Unidade de Formação e de Investigação em Ciências da Saúde (UFR/SDS) da Universidade Joseph KI-ZERBO;**

> **Chefe do Serviço de Imagiologia Médica e Radiologia de Intervenção do Hospital Universitário de Bogodogo;**

> **Responsável pela investigação, cooperação e inovação na Societe Burkinabe de Radiologie (SOBURAD) ;**

> **Diretor da formação profissional e dos exames finais nacionais no Ministério da Saúde e da Higiene Pública;**

Caro Mestre,

Obrigado por terem aceite supervisionar este trabalho, obrigado pela vossa disponibilidade e pelo vosso encorajamento diário. O seu amor por um trabalho bem feito, a sua exigência para que aprendêssemos a ser bons médicos, os seus conselhos diários ajudaram a ensinar-nos o rigor, a disciplina, a procura da excelência, mas sobretudo a humildade e o respeito pelos outros. Para além de mentor, caro mestre, foi para nós uma mãe. Guiou-nos na elaboração deste documento. Obrigado é um eufemismo comparado com a consideração que nos demonstrou. Pediremos sempre a Deus que a conserve a si e à sua família dignos da sua bondade.

Ao nosso ilustre mestre, Doutor Adjirata KOAMA épouse ZONGO, nosso codiretor de tese

Tu és :

- **Radiologista no CHU-B ;**
- **Médico hospitalar no CHU-B ;**
- **Membro da Societe Burkinabe de Radiologie (SOBURAD), da Societe de Radiologie d'Afrique Noire Francophone (SRANF) e da Societe Frangaise de Radiologie (SFR);**
- **Membro da Ligue Burkinabe de lutte contre le cancer du sein (LIBUCAS).**

Caro Mestre,

Obrigado pela vossa disponibilidade e paciência ao longo deste trabalho, que foi para nós uma grande experiência de investigação e aprendizagem. Não se poupou a esforços para nos dar conselhos e encorajar em todos os momentos. Ajudou-nos a compreender o significado pleno de rigor e trabalho árduo. A vossa atenção aos pormenores melhorou a qualidade deste documento. Desejo-vos uma carreira feliz e frutuosa. Que o Todo-Poderoso vos abençoe e à vossa família para além das vossas expectativas.

Ao nosso mestre e juiz, Dr. Ali P Ouedraogo

Tu és :

- **Maitre - assistente em radiodiagnóstico e imagiologia médica na Unidade de Formação e de Investigação em Ciências da Saúde da Universidade de Ouayigouya;**
- **Radiologista no Hospital Universitário de Ouayigouya;**
- **Diretor-adjunto da cooperação, da investigação e da inovação na Société Burkinabe de Radiologie (SOBURAD);**
- **DFMS em radiodiagnóstico e imagiologia médica na Université Joseph Fourier Grenoble 2012;**

> **DIU d'imagerie de la pathologie osteo articulaire a Nancy en France 2012 ;**

> **DIU em senologia na Faculdade de Medicina da Universidade Lyon 1, França 2012**

Caro Mestre,

É uma grande honra para nós aceitar julgar este trabalho, apesar dos seus muitos pedidos. A sua disponibilidade, a sua modéstia e o seu sentido de trabalho bem feito merecem o nosso maior respeito. Queira aceitar a expressão da nossa mais profunda gratidão. Que Deus o abençoe e o cumule de conhecimentos e sabedoria na sua carreira de hospitalista universitário.

"Por deliberação, a Unite de Formation et de Recherche en Science de la Sante, decidiu que as opiniões expressas nos ensaios a apresentar devem ser consideradas como dos seus autores e que e que não pretende dar qualquer aprovação ou desaprovação.

INTRODUÇÃO E ENUNCIADO DO PROBLEMA

INTRODUÇÃO E ENUNCIADO DO PROBLEMA

O cancro da mama é uma proliferação maligna que se desenvolve no tecido mamário [72,54]. É um problema de saúde pública mundial devido à sua frequência e à sua morbilidade e mortalidade. O cancro da mama é o principal cancro a nível mundial, prevendo-se 2 261 419 novos casos em 2020, de acordo com a Organização Mundial de Saúde (OMS). Uma em cada 12 mulheres será diagnosticada com cancro da mama durante a sua vida [72,54]. Estima-se que cerca de 685 000 mulheres morrerão de cancro da mama em 2020, o que o torna a principal causa de morte relacionada com o cancro nas mulheres em todo o mundo [72,54]. Na África subsariana, o cancro da mama era o segundo cancro mais comum nas mulheres, a seguir ao cancro do colo do útero [72,49], mas segundo as últimas estatísticas do Global Cancer Statistics (GLOBOCAN), é agora a principal causa de cancro em muitos países da África Ocidental, incluindo o Burkina Faso.

Tal como noutros países da África subsariana, o cancro da mama é diagnosticado tardiamente no Burkina Faso. O tratamento é essencialmente médico e cirúrgico. Nos últimos meses, a disponibilidade da radioterapia veio alargar o arsenal terapêutico. A imagiologia desempenha um papel importante em todas as fases da gestão do cancro da mama, para o rastreio, a avaliação da extensão e o acompanhamento [12]. A mamografia é o exame de primeira linha para a avaliação do cancro da mama [81]. A RM é utilizada para avaliar a disseminação local do cancro da mama, procurando a multicentricidade, a multifocalidade e a bilateralidade [73]. A ecografia da fossa axilar é utilizada para procurar a extensão ao primeiro gânglio linfático. A TAC torácica-abdominal-pélvica e a PET são utilizadas para investigar a extensão à distância. A cintigrafia óssea com MDP-Tc99m (SO) é habitualmente utilizada na avaliação da extensão e na monitorização do cancro da mama. No entanto, os autores não são unânimes em prescrevê-la como parte do estadiamento inicial do cancro da mama, qualquer que seja o seu estádio, tendo dado origem a uma série de artigos. Segundo vários autores, a cintigrafia óssea justifica-se nos estadios IIA a IV e não nos estadios 0 e I. A coluna dorsal e o grilhão costal são os locais mais frequentes de metástases ósseas na fase da sua descoberta [24]. A extensão inicial do cancro da mama não é normalizada; depende do estádio do tumor no momento do diagnóstico, dos sinais de alerta, das equipas envolvidas e dos meios técnicos disponíveis. No Burkina Faso, a insuficiência da plataforma técnica e a inacessibilidade dos diferentes exames constituem um obstáculo aos cuidados de saúde em geral e à avaliação inicial da extensão do cancro da mama em particular. As PET não estão disponíveis e as cintigrafias ósseas não são facilmente acessíveis e só podem ser efectuadas no Hospital Universitário

Yalgado Ouedraogo (CHU-YO). [er]O custo financeiro destes exames está fora do alcance do cidadão comum, tanto mais que o salário mínimo interprofissional garantido (SMIG) no Burkina, que entra em vigor a 1 de julho de 2023, foi fixado em 45.000 francos CFA, mas o custo médio de uma cintilografia óssea é de 80.000 francos CFA e o de uma cintilografia toraco abdominopélvica é de 60.000 francos CFA. Apesar destas dificuldades, o cancro da mama é tratado por rotina no Burkina Faso e é sempre efectuada uma primeira avaliação da extensão. No entanto, tanto quanto sabemos, ainda não foi realizado nenhum estudo sobre a avaliação inicial da extensão do cancro da mama. O objetivo deste estudo foi, portanto, determinar os diferentes exames prescritos no nosso contexto e identificar as indicações e os factores associados à prescrição de diferentes exames de imagiologia médica na avaliação inicial do cancro da mama, a fim de melhorar a gestão do cancro da mama no Burkina Faso.

I PARTE

GERAL

1. LEMBRETE

1.1.Embriologia

> As glândulas mamárias são glândulas apócrinas modificadas, de origem ectodérmica, que se desenvolvem em ambos os lados do corpo, ao longo da greta mamária. [e]Durante a 4ª semana, um espessamento epidérmico, o crete mamário, aparece em cada lado do corpo. Ela se estende entre as raízes dos brotos dos membros. [62]

> Mais raramente, pode ser observado um mamilo ectópico fora da linha da greta mamária, em resultado da migração do tecido mamário.

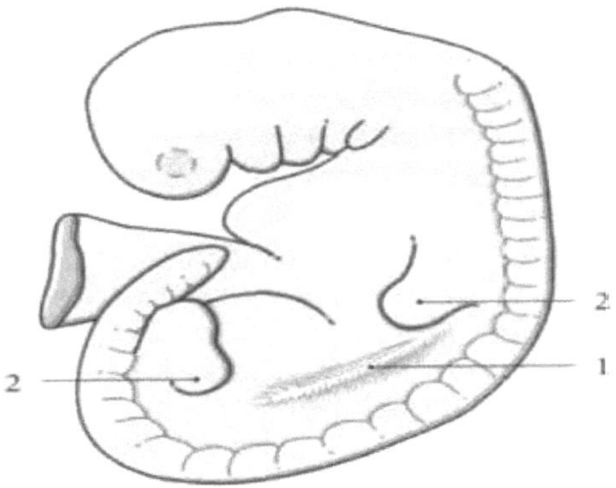

1.peito creta

2.projectos de membros

Figura 1: Vista lateral de um embrião humano com cerca de 4 semanas

[e]Durante a 5a semana, a parte caudal do creta mamário desaparece. A parte cranial é reduzida a uma massa epitelial espessada, o botão mamário primário.

O rápido crescimento da região dorsal leva à transposição ventral dos botões mamários primários. [62].

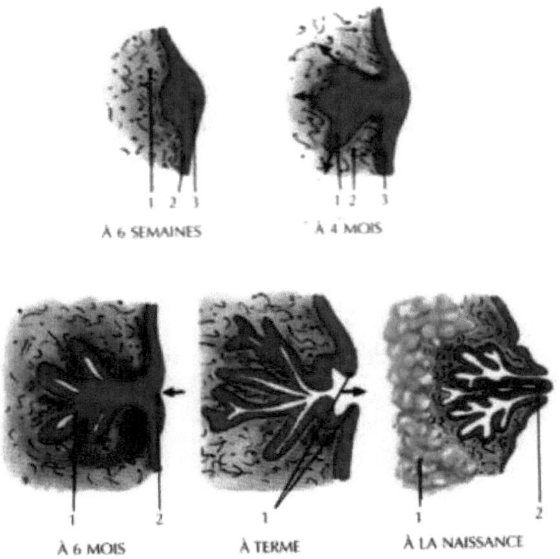

A6 SEMANAS 1-mesênquima 2-epiblasto 3-mamária creta A 4 MESES

1-broto mamário 2-derme 3-epiderme A 6 MESES 1-canal galactóforo 2-fossa mamária NO TERMO 1-aréola NO NASCIMENTO 1-gordura 2-papila mamária

Figura 2: Organogénese da mama (cortes transversais)

Entre a 5ª e a 10ª semanas, o aspeto da creta muda, a sua parte caudal desaparece e a parte cranial reduz-se a uma massa epitelial espessada. Este é o botão mamário primário [63].

O seu crescimento rápido transforma-o em várias formas: inicialmente um disco, depois um globo e finalmente um cone. A partir deste momento, o mamilo e a aréola são escavados [57].

A partir da 13ª semana, a superfície profunda do botão mamário brota em direção ao parênquima subjacente, para o qual envia cordões de células sólidas; estes são os embriões dos principais ductos galactóforos [44].

Durante a 15ª semana, a diferenciação da estrutura lobular começa com os ductos galactóforos, que desenvolvem um lúmen e adquirem a sua base celular dupla: as células de revestimento cilíndricas e as células mioepiteliais. Estes ductos de leite abrem-se em direção ao mamilo [44]. Assim, o feto a termo tem uma glândula mamária histologicamente completa e fisiologicamente funcional [44].

1.2 Contexto anatómico

1.2.1. Definição

Os seios são órgãos glandulares emparelhados concebidos para segregar leite adequado à nutrição dos recém-nascidos, estabelecendo um contacto íntimo entre mãe e filho. Para além desta função principal, os seios desempenham um papel plástico (estético) muito importante na mulher, bem como um papel erógeno devido à sua rica inervação [62].

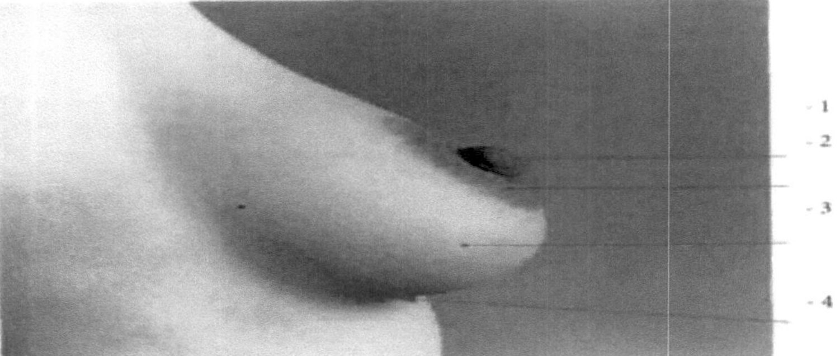

1 Mamilo (papila mamária**)** **2** Aréola
3. Pele peri-areolar **4.** Prega inframamária
Figura 3: Mama feminina (vista lateral)

1.2.2. Situação atual

emeeOs dois seios situam-se em frente ao espaço entre as 3 e 7 costelas. São delimitados por uma prega inframamária e uma prega supramamária, que é esbatida, realçada pela deslocação do peito para cima.

Esta situação varia consoante a forma e o tipo de tórax. [62].

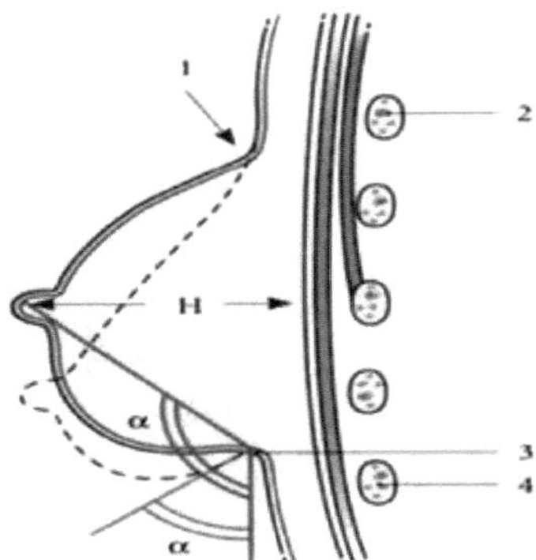

1. Prega supramamária
2. e
3. Prega inframamária

4. e

H. Altura da tetina

Figura 4: Ângulo parietal do peito

1.2.3. Forma e dimensões

A forma geral da mama feminina é variável, mais frequentemente cónica e arredondada. Insignificante antes da puberdade; nas raparigas jovens, os seios têm uma forma semi-ovoide[62].

Na idade adulta, as mamas atingem a maturidade, onde a sua forma é aproximadamente hemisférica a cónica. Sob a influência do seu próprio peso (quando está de pé), tende a cair ligeiramente[62].

Com o envelhecimento, a gravidez e a amamentação, os seios têm tendência para a ptose e tornam-se mais flácidos (mais ou menos pendentes) [62].

Em adultos fora da gravidez, os seios medem em média 10 a 11 cm de altura e 12 a 13 cm de largura[62].

eeSob a influência da gravidez, os seios aumentam de tamanho pouco depois da implantação, mas o inchaço pára muitas vezes por volta dos 4 ou 5 meses, para recomeçar apenas no final da gestação[62].

Durante a amamentação, os seios podem duplicar ou mesmo triplicar de tamanho.

Na menopausa, no entanto, o volume da glândula diminui gradualmente[62].

1.2.4. Consistência - Peso

O peito é uma glândula cutânea com uma consistência ligeiramente granulosa quando palpada com a mão cheia, mas esta sensação desaparece quando pressionada contra a parede torácica. O peito apresenta-se então firme e elástico. Em média, o peito pesa 150 a 200 g nas raparigas jovens e 400 g ou mais nas mães que amamentam [62].

1.2.5. Relatórios e meios de fixação

> **Relatórios :**

Os seios estão ligados à pele na parte da frente e às zonas músculo-facial e torácica na parte de trás.

> **Meios de fixação :**

Os principais meios de fixação do peito são o ligamento suspensor do peito e a pele.

1.2.6. Configuração externa

O revestimento cutâneo do peito não é homogéneo, estando descritas três zonas:

> **Zona periférica**: lisa, flexível e suave ao tato.

> **Zona média:** é a aréola, pigmentada e circular, com 35 a 50 mm de diâmetro. O seu aspeto é granulado por glândulas sebáceas volumosas (tubérculos de MORGAGNI). As glândulas tornam-se mais

Estes são grandes durante a gravidez e são conhecidos como tubérculos de MONTGOMERY.

> **Zona central:** é o mamilo; ocupa o centro da aréola e a sua pigmentação é idêntica à da aréola. Os ductos lácteos saem através de orifícios (2 a 20 orifícios) [62].

1.2.7. Configuração interna

Um corte sagital passando pelo mamilo mostra da superfície para baixo: o envelope cutâneo, o corpo mamário e a camada de gordura celular conhecida como camada retro-mamária [62].

Envolvente da pele: Podem ser identificadas três zonas.

> **A zona periférica:** o tecido celulo-gorduroso pré-mamário ocupa este plano.

> **A zona areolar média:** a pele da aréola é fina e móvel e é dobrada pelo músculo areolar (músculo da pele).

> **A zona central ou mamilo:** o seu eixo é ocupado pelos ductos lácteos rodeados por fibras conjuntivas elásticas e fibras musculares lisas.

Corpo mamário ou glândula mamária: está rodeado por uma fina camada de tecido conjuntivo, a cápsula. É constituído por vários lóbulos independentes [62].

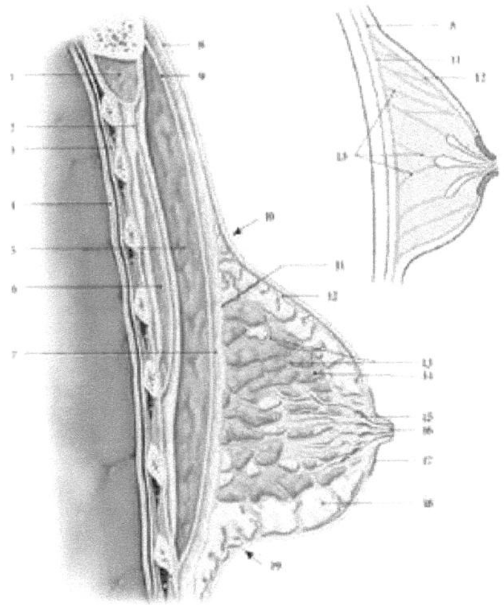

1 . m.subclavier
2 . fascia clavi pectoral
3 .fáscia endotorácica
4 .pleve pariëtal
5 .m. pectoralis major
6 .m. peitoral menor
7 .espaço mamário retro

8 .fáscia torácica superficial
9 .fáscia peitoral
10 .prega mamária supra
Fáscia mamária posterior
12. fáscia pré-mamária
13.ligamentos suspensores do peito
14. lóbulo mamário
15. seio lactífero
16.papila 17.aréola
18. gordura pré-mamária
19. prega inframamária

Figura 5: Secção sagital da mama e da parede torácica

1.2.8. Vascularização e inervação [62]

> Vascularização arterial :

A parte interna da glândula mamária é fornecida pelos ramos perfurantes da glândula mamária, que passam pelos primeiros seis espaços intercostais.

As partes externa e inferior recebem o seu sangue da artéria mamária externa, da cápsula inferior da artéria acromiotorácica superior e da artéria torácica. Uma delas é mais importante que as outras: é a artéria externa principal [62].

A glândula mamária contém vários ramos das artérias intercostais. A maioria das artérias aproxima-se da glândula mamária pelo lado superficial. As artérias retroglandulares são em número reduzido[62].

> Vascularização venosa :

Existe uma rede venosa superficial, particularmente visível durante a gravidez e a lactação, na qual, por vezes, se pode observar um anel anastomótico conhecido como círculo venoso de HALER à volta da aréola. Esta rede superficial drena para as zonas vizinhas.

As veias profundas drenam para as veias mamárias externas para o exterior, para a veia mamária interna para o interior e para as veias intercostais para a retaguarda.

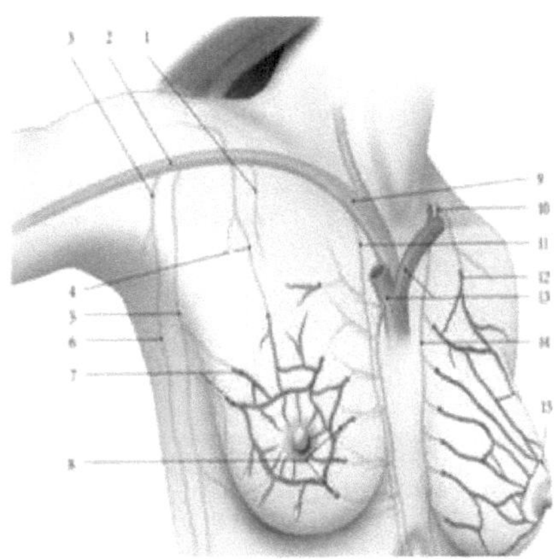

1. a. torácica
2. a. axilar
3. a. subescapular
4. Ramo peitoral
5. a. torácica lateral
6. a. toracodorsal
7. Ramo mamário lateral
8. Ramo mamário medial
9. a. subclaviere
10. V. veia jugular direita
11. a. torácica interna
12. V. Aferente mamária
13. Troncos braquiocefálicos
14. Veia torácica interna
15. Anel venoso periareolar

Figura 6: Artérias e veias da mama

> Canais linfáticos :

A sua importância na disseminação dos tumores da mama é bem conhecida. Existem várias cadeias, consoante a sua localização:

- Nódulos mamários externos: surgem abaixo da borda lateral do peitoral maior, no meio da fossa axilar, seguindo também o curso da artéria torácica lateral.

- Nódulos mamários internos: seguem o curso dos vasos mamários internos no interior de abundante tecido conjuntivo adiposo. Estão situados acima da fáscia endotorácica, nos espaços intercostais. Os troncos linfáticos mamários internos drenam para o ducto torácico à esquerda e para o ducto linfático à direita.

- Linfáticos da glândula mamária atravessados: A presença de nódulos na mama oposta à afetada pelo carcinoma é provavelmente apenas o resultado do bloqueio metastático das vias linfáticas habituais e da infiltração dos nódulos da mama oposta por via retrógrada[62].

> **Inervação :**

É feita uma distinção entre nervos profundos e superficiais:

- Os nervos profundos são redes simpáticas que se deslocam para a glândula através de vasos.
- Os nervos superficiais são redes sensoriais que provêm do ramo supraclavicular do plexo cervical, dos ramos torácicos do plexo braquial e dos ramos perfurantes do 2°, 3°, 4°, 5° e 6° nervos intercostais.

Todos estes nervos enviam numerosas redes para a aréola e o mamilo, que se encontram, por conseguinte, entre as zonas mais sensíveis do corpo[62].

1.3.Lembretes fisiológicos

- **Ação das hormonas gonadais na mama - ffistrogene :**

Os astrogénios actuam diretamente nos canais excretores da glândula mamária. A sua ação é por vezes direta, provocando hiperémia e retenção de sódio e de água na glândula, como na síndrome pré-menstrual [57].

Os astrógenos estimulam o crescimento dos canais de leite, aumentam o índice mitótico na extremidade do canal e provocam a pigmentação da aréola. Estimulam a diferenciação e o desenvolvimento do epitélio galactóforo.

- **Progesterona**

A ação direta da progesterona na glândula mamária só parece ser possível se a glândula tiver sido previamente preparada por astrogénio.

Conduz à proliferação alvéolo-acinar e complementa a ação dos astrogénios para limitar o crescimento dos ductos galactóforos. Permite o desenvolvimento dos ácinos.

O efeito indireto da progesterona parece resultar da produção de prolactina. Na mama, a progesterona contraria o aumento da permeabilidade capilar provocado pelos astrogénios, reduzindo assim os fenómenos adematosos **[57].**

O ovário é responsável pelo crescimento pubertário e pela manutenção da glândula durante a reprodução, com modulação periódica.

A ooforectomia total em raparigas jovens suprime o desenvolvimento mamário na altura da puberdade, mas na idade adulta há poucas alterações no volume mamário.

- **Ação das hormonas extragonadais - Prolactina :**

Trata-se de uma hormona proteica pura constituída por uma cadeia polipeptídica de 205 a 211 aminoácidos. A prolactina actua no ácino, provocando a secreção.

O seu efector é a célula alveolar, onde leva à síntese do ácido ribonucleico e da lactose.

O excesso de prolactina reduz a função cíclica do centro LH e inibe os efeitos das gonadotrofinas no ovário.

A prolactina actua nos ácinos mamários quando ultrapassa o inibidor periférico mantido pelos estrogénios e pela progesterona **[44]**.

- **Oxitocina :**

A ocitocina é secretada pela pós-hipófise, que desempenha o papel de esvaziamento alveolar, e actua num recetor específico, a célula mioepitelial do ácino mamário e os ductos galactóforos.

As células não-invasivas são sensíveis à oxitocina e à estimulação mecânica, o que explica a manutenção da secreção.

A estimulação provoca a contração dos alvéolos e a dilatação dos galactóforos. Também promove o esvaziamento dos ácinos.

- **FSH (hormona folículo-estimulante) :**

Provoca o desenvolvimento dos folículos e a secreção de astrogénio (foliculina). Também desenvolve e mantém as caraterísticas sexuais secundárias**[44]**.

- **LH (hormona luteinizante):**

Provoca a ovulação com a formação do corpo lúteo e a secreção de progesterona.

- **A glândula suprarrenal e a glândula tiroide**

Parecem estar envolvidos no desenvolvimento das glândulas mamárias.

- **Variações fisiológicas [44]**
- [e]**O período pós-natal:** os ácinos são o local de secreção dos colostrogénios, que atingem o seu pico cerca de 8 dias após o nascimento. Os seios são tumefeitos e libertam colostro ou "leite de bruxa".
- **O período infantil:** os ductos galactóforos alongam-se e os ductos interlobulares ramificam-se.
- **O período pubertário: há** um aumento do estroma conjuntivo e uma multiplicação dos ductos excretores e dos ácinos, levando a um aumento do corpo mamário.
- **Durante o ciclo menstrual :**

A primeira metade do ciclo, sob o efeito dos astrogénios (fase proliferativa), é marcada por uma multiplicação das células epiteliais, uma redução do lúmen dos ácinos e um afluxo de linfócitos para o tecido conjuntivo. A segunda metade do ciclo, sob o efeito da progesterona (fase lútea), caracteriza-se por uma dilatação do lúmen dos ácinos, por vezes centrada em material secretor intraluminal, um epitélio quiescente, uma vacuolização das células mioepiteliais e um avermelhamento do tecido conjuntivo **[35,46]**. Estas variações levam a uma alteração do volume dos seios, que geralmente parecem mais tensos, ou mesmo sensíveis ou dolorosos.

- **Durante a gestação:**

A gravidez é acompanhada por uma secreção significativa de restrogCne e progesterona, juntamente com a hormona lactogCne da placenta e a hormona coriónica somatotrópica. Durante os primeiros cinco meses, a glândula fica congestionada, o leito capilar aumenta, as veias dilatam-se, os linfáticos hipertrofiam e há uma proliferação de ductos e ácinos. Os últimos meses são marcados por uma acumulação de gordura e de grânulos basófilos no pólo apical das células acinares.

- **Lactação :**

Após o parto, o desaparecimento dos efeitos inibitórios da progesterona e da progesterona sobre a prolactina induz a lactação. Os ácinos são distendidos por material secretor, tanto nas células como no lúmen das unidades dactilóides lobulares.

Depois de produzido nos canais de leite, o leite é transportado para o mamilo através dos canais de leite.

A produção de leite cessa dentro de 7 a 10 dias, se não houver estimulação através da sucção do mamilo. No entanto, são necessários 3 a 4 meses para que o parênquima mamário volte ao seu estado basal **[15].**

Durante o desmame, há uma regressão dos ácinos e uma reconstituição do tecido fibroadiposo.

- **O período da menopausa :**

A menopausa caracteriza-se por um desaparecimento progressivo dos ácinos na sequência de uma diminuição dos níveis de estrogénio e de progesterona **[45].** As células epiteliais e mioepiteliais atrofiam-se e a membrana basal torna-se mais espessa. O tecido conjuntivo também se modifica, com alteração das fibras elásticas e do colagénio, levando à ptose mamária.

O peito de uma mulher na menopausa é essencialmente constituído por tecido adiposo.

1.4.Antecedentes histológicos

1.4.1. Histologia topográfica

O corpo mamário está dividido por um tecido conjuntivo rico em células adiposas em várias zonas, designadas por lóbulos.

Cada lóbulo é formado por um grupo de ácinos pediculares que se unem para formar um ducto interlobular. A união de vários ductos interlobulares forma um ducto lactífero, e todos os lóbulos drenados por um ducto lactífero formam um lóbulo; existem cerca de 15 a 20 por corpo mamário.

1.4.2. Estrutura [60]

> O ácino compreende uma cavidade delimitada de dentro para fora por :

> Uma camada de células cúbicas com núcleos grandes e ricos em cromatina

> Uma camada de células mioepiteliais (células do cesto de Boll); são células planas, em forma de estrela, com núcleos pequenos e escuros e citoplasma coberto de miofibrilhas.

> Uma membrana basal ou vítrea.

> Os canais excretores correm da frente para trás:

> Um vítreo que é gradualmente reforçado por uma bainha conjuntival elástica **[60].**

> As células mioepiteliais que percorrem o comprimento dos ductos, uma camada de células epiteliais cúbicas dispostas em duas camadas ao nível dos ductos intra e interlobulares, e em 3 ou 4 camadas ao nível dos ductos lactíferos**[60].**

> O lúmen dos ductos lactíferos é dilatado para formar um seio lactífero**[60].**

> O tecido conjuntivo intersticial é bastante denso na região interlobular, onde circulam os vasos e os nervos, mas torna-se delicado nos lóbulos em contacto com os alvéolos, onde as fibrilas de colagénio são finas **[60].**

> A substância fundamental é abundante e há muitos histiócitos: é o "manto" alveolar, cuja revolução também parece estar sob controlo hormonal**[60].**

2. INFORMAÇÕES GERAIS SOBRE AS DOENÇAS DA MAMA

2.1.Doenças benignas da mama

Classificação da OMS de 2012 para as lesões mamárias [80].

A doença benigna da mama é muito comum, ocorrendo em todas as idades.

Temos :

- **Proliferações epiteliais benignas**
- Adenose esclerosante
- Adenose apócrina
- Adenose microglandular
- Cicatriz radial/lesão esclerosante complexa
- Adenofibroma da mama
- Adenofibroma extraductal
- Adenoma lactante
- Adenose esclerosante
- Mastopatia fibrocística
- Fibroadenoma da mama
- Hiperplasia ductal atípica
- Ectasia ductal
- Mastite não específica
- Mastite subaigucus[1]

- [1]Mastite aguda e mastite crónica
- Fibrolipoma
- Distrofia fibrocística
- Cisto epidérmico
- Granuloma colesterolítico

2.2. Doenças malignas da mama

- **Carcinoma não invasivo**
- **Carcinoma lobular in situ**
- **Carcinoma ductal invasivo**
- Carcinomas ductais infiltrantes altamente diferenciados, que incluem formas infiltrantes tubulares e papilares**[80].**
- Carcinomas polimorfos, que combinam áreas glandulares e traves.
- Os carcinomas atípicos não têm estrutura glandular. São constituídos por massas, trabéculas ou elementos isolados**[80].**
- Carcinoma lobular invasivo
- Carcinoma papilar
- Carcinoma cribriforme
- Carcinoma das mucosas ou cancro do colo do útero
- Carcinoma tubular
- Carcinomas de células fusiformes

3. EPIDEMIOLOGIA [60]

O cancro da mama, que representa quase *12%* de todos os casos de cancro no mundo, com uma distribuição muito desigual de um país para outro e de um continente para outro, como mostram os dados seguintes, tornou-se a forma de cancro mais frequentemente diagnosticada no mundo**[60].**

3.1. Discriminação geográfica

Quadro I: Estimativa do aumento (%) do número de novos casos e de mortes por cancro da mama, Regiões da OMS, 2020-2043

	Regiões da OMS					
Aumento estimado entre 20202040 independentemente do sexo ou da idade	**Região de África**	**Região americana**	**Região do Sudeste Asiático**	**Região europeia**	**Região do Mediterrâneo Oriental**	**Região do Pacífico Ocidental**
	%					
Novos casos de cancro da mama	91,2	39,1	50,7	12,8	80,5	21,0
Mortes por cancro da mama independentemente da idade	93,0	52,3	62,3	25,5	94,2	45,2

3.2.Etio-patogenia : [3]

A etiologia do cancro da mama não é bem conhecida[3]. Os factores de risco de cancro são muitas vezes erradamente considerados como factores que devem desempenhar um papel no processo carcinogénico. Na realidade, a sua única caraterística é uma ligação estatisticamente significativa com a doença; a sua identificação tem um interesse duplo[3] :

> Servir de base para o desenvolvimento de hipóteses explicativas a serem verificadas por estudos experimentais;

> Identificar uma pessoa que pode ser objeto de uma vigilância reforçada: é este o interesse do profissional.

3.3.Os principais factores que contribuem para isso

> **Idade**

O risco de desenvolver cancro da mama aumenta com a idade, embora possa afetar mulheres de diferentes idades.

O risco de cancro da mama nas mulheres jovens é baixo. Cerca de 10% dos casos de cancro da mama ocorrem em mulheres com menos de 35 anos e quase 20% antes dos 50 anos. O cancro da mama desenvolve-se mais frequentemente por volta dos 60 anos. Quase 50% dos cancros da mama são diagnosticados entre os 50 e os 60 anos e cerca de 28% são diagnosticados após os 69 anos.

> **História de cancro da mama**

Uma mulher que já teve cancro da mama tem 3 a 4 vezes mais probabilidades de voltar a ter cancro da mama do que uma mulher da mesma idade. Este risco justifica um acompanhamento regular e prolongado.

> **Doenças da mama**

Entre as doenças benignas da mama, apenas as associadas à proliferação do tecido mamário, como a hiperplasia, aumentam o risco de cancro da mama. As mulheres com hiperplasia atípica têm 3 a 5 vezes mais probabilidades de desenvolver cancro da mama.

> **Exposição a radiações médicas**

A irradiação do tórax pode aumentar o risco de cancro da mama. O nível de risco está relacionado com a dose total recebida e a idade da mulher.

As mulheres mais jovens (com menos de 30 anos) que tenham feito repetidos tratamentos de radioterapia do tórax ou tratamento de radiação (radioterapia) do tórax para tratar outro cancro (como o linfoma de Hodgkin, por exemplo) têm um risco mais elevado de cancro da mama.

As mulheres que, em criança, fizeram uma radiografia aos pulmões (um tipo de radiografia que utiliza doses elevadas de radiação) no âmbito da pesquisa de uma infeção primária de tuberculose (o primeiro contacto do organismo com a bactéria) têm um risco mais elevado de cancro da mama.

> **Antecedentes familiares**

Cerca de 20% a 30% dos cancros da mama ocorrem em mulheres com uma história familiar de cancro, incluindo o cancro da mama, por exemplo, vários casos de cancro da mama na mesma família.

> Se um familiar de primeiro grau (mãe, irmã ou filha) já teve cancro da mama, sobretudo se o diagnóstico foi feito numa idade jovem (antes dos 50 anos), antes da menopausa, o risco de desenvolver este tipo de cancro é aproximadamente o dobro;

> Quando familiares de segundo grau (como uma avó, uma tia ou uma sobrinha de ambos os lados da família) já tiveram cancro da mama, o risco aumenta ligeiramente.

> **Mutação dos genes BRCA1 e BRCA2**

Estima-se que cerca de 2 em cada 1000 mulheres sejam portadoras de uma mutação BRCA1 ou BRCA2.

Estes dois genes estão envolvidos na reparação dos danos que o ADN sofre regularmente. A presença de mutações num destes dois genes interrompe esta função e aumenta consideravelmente o risco de cancro da mama e dos ovários. No entanto, nem todas as mulheres com estas mutações desenvolverão um dia cancro da mama.

A mutação destes genes aumenta o risco de desenvolver :

> O cancro da mama surge numa idade jovem, geralmente antes da menopausa. Numa mulher portadora de uma mutação BRCA1 ou BRCA2, o risco de cancro da mama varia entre 40% e 80% ao longo da vida, dependendo dos estudos, do tipo de gene envolvido, da história familiar de cancro da mama e da idade;

> Cancro em ambos os seios (cancro da mama bilateral) ;

> Cancro do ovário, principalmente a partir dos 40 anos. Este risco varia consoante o gene e o historial familiar.

> **Consumo de tabaco**

Está associado a um risco acrescido de vários cancros, incluindo o cancro da mama.

Estudos recentes demonstraram que as mulheres expostas ao tabagismo passivo (cuja família e amigos consomem tabaco) têm um risco menor de cancro da mama do que as mulheres expostas ao tabagismo ativo (que consomem tabaco), mas ainda assim maior do que o risco das mulheres nunca expostas ao tabaco.

> **Consumo de álcool**

Está associado a um risco acrescido de vários cancros, incluindo o cancro da mama. Pensa-se que aumenta os níveis de restrogénio, que por sua vez desempenha um papel importante no desenvolvimento das células cancerígenas da mama.

O aumento do risco de cancro da mama é significativo a partir de um consumo médio de um copo por dia. Estudos de referência atribuem 17% dos cancros da mama ao consumo regular de álcool, mesmo moderado.

> **Excesso de peso/obesidade**

O excesso de peso (IMC entre 25 e 29,9) ou a obesidade (IMC igual ou superior a 30) aumentam o risco de cancro da mama nas mulheres na menopausa.

3.4.Rastreio [3]

O rastreio mamário permite detetar qualquer anomalia ou cancro numa fase precoce, antes do aparecimento de quaisquer sintomas. Esta deteção precoce aumenta as hipóteses de recuperação: 99 em cada 100 mulheres ainda estão vivas 5 anos após o diagnóstico.

O rastreio das patologias mamárias baseia-se em :

> Uma mamografia (radiografia da mama)

> Exame clínico dos seios (observação e palpação)

> Podem ser necessários outros exames, como a ecografia mamária, a ressonância magnética, a citologia e a histologia mamárias. Estes exames adicionais são comuns e não significam necessariamente a existência de uma anomalia. Podem ajudar o radiologista a interpretar a mamografia.

> **Palpação dos seios**

A palpação dos seios em posição supina, com as mãos atrás da cabeça, explora os quadrantes externo e interno, os mamilos e a região sub e retroareolar de ambos os seios.

A palpação é efectuada com as almofadas dos três dedos médios, com três níveis de pressão (superficial, intermédio e profundo) para cada pequeno movimento circular.

O seu objetivo é procurar a presença de um tumor ou nódulo:

> Indolor, com uma consistência dura ou contornos regulares ou irregulares

> Pode estar associada a retração ou distorção do mamilo oposto, uma prega cutânea, espessamento da aréola com um aspeto de casca de laranja e pele avermelhada e inflamada.

3.5.Estudos clínicos e para-clínicos

3.5.1. A clínica

3.5.1.1. Circunstâncias da descoberta

Os sintomas que levam os doentes a procurar ajuda variam. Podem ser :

> Dor: o cancro da mama não é normalmente doloroso, mas deve ter cuidado com dores persistentes após a menstruação.

> Um tumor: esta é a razão mais comum para a descoberta do cancro

> Uma alteração da pele ou do contorno da mama, ou corrimento do mamilo

> Uma anomalia do mamilo ou da aréola, uma adenopatia axilar isolada, um braço grande

> Um hematoma ou uma equimose espontânea. Os sinais podem ser isolados ou associados de forma variada.

3.5.1.2. Questionamento

O texto afirma:

> A data e as condições em que a lesão apareceu,

> Se é ou não indolor,

> Qualquer alteração de volume,

> Gravidez e aleitamento,

> Tratamentos hormonais actuais,

> História médica e cirúrgica,

> Factores de risco.

3.5.2. Exame físico

> Inspeção

Com uma boa iluminação, de frente, de lado, depois com uma luz diurna inclinada. Ela está à procura de :

- Rugas, pregas, vermelhidão, aspeto de casca de laranja ou depressão da pele durante a mobilização;
- Uma alteração na circulação subcutânea;
- No mamilo: retração, descarga espontânea, aspeto framboesa-eczematiforme;
- Uma erosão eritemato-ulcerosa com uma crosta amarelada no mamilo pode sugerir doença de Paget.

> Palpação

- **Palpação da glândula mamária**

Os dedos são colocados na horizontal, quadrante a quadrante, incluindo a zona do mamilo, a zona para-mamária e a extensão axilar. Mostra a consistência das glândulas e se estas são ou não homogéneas. Se for palpado um nódulo, determina-se a sua natureza:

- Firme ou duro
- Regulamentado ou não
- Limites bons ou maus.

O seu maior diâmetro é medido e a sua localização exacta na mama é anotada num diagrama datado. Também procuramos a aderência.

- Na pele: depressão causada pela mobilização do tumor ou da pele circundante;

- Mamilo: atraído ou deformado quando o tumor é mobilizado ou o tumor é mobilizado quando o mamilo é mobilizado;
- Para o peitoral maior: contraindo-o com uma adução no sentido contrário ao dos ponteiros do relógio.
- (manobra de Thillaux). O tumor não acompanha normalmente os movimentos do músculo, exceto se estiver aderente a ele;
- Na parede torácica: o tumor está profundamente fixado, mesmo quando o músculo está relaxado.

Também procuramos o corrimento do mamilo causado por pressão no mamilo ou num dos quadrantes da mama.

> Palpação das cavidades axilares e supra-claviculares

- Raspa medialmente a caixa torácica e o examinador insinua os dedos em direção à parte superior da fossa axilar, por trás do tendão do músculo peitoral maior, terminando depois no exterior.
- Procuraremos uma ou mais adenopatias, cuja natureza especificaremos (banais; duras e irregulares (suspeitas), móveis ou ligadas entre si ou a outras partes da fossa axilar).

O exame clínico será minucioso, examinando o fígado, o baço, os pulmões e o coração para detetar eventuais metástases.

3.6. Exames paraclínicos

3.6.1. Exame de diagnóstico

> Mamografia

A mamografia é um exame radiológico dedicado ao estudo da mama. É efectuado com um aparelho de raios X exclusivamente dedicado a este fim: o mamógrafo. A mamografia pode ser efectuada no âmbito de um programa de rastreio do cancro da mama (mamografia de rastreio) ou na presença de sintomas (mamografia de diagnóstico) [38]. A mamografia não permite saber se uma lesão é líquida ou sólida. A densidade da mama altera a sensibilidade da mamografia analógica e conduz a mais falsos positivos. A parte superinterna da mama e a região retro areolar são difíceis de analisar em vistas frontais e oblíquas externas.

> Classificação BI-RADS das lesões [31].

Uma classificação designada BI-RADS (Breast Imaging Reporting and Data System) do American College of Radiology (ACR) classifica as imagens descritas em sete (7) categorias de avaliação diagnóstica. Cada categoria corresponde a um determinado grau de probabilidade de ter cancro da mama. Com base numa semiologia radiológica rigorosa, esta classificação aparecerá na conclusão dos relatórios (CR), a fim de determinar o curso de ação (CAT) e os métodos de acompanhamento específicos, se necessário. Classificação BI-RADS (Breast Imaging Reporting and data System) do Colégio Americano de Radiologia ACR**[31]**.

ACR 0: Trata-se de uma classificação de espera utilizada em situações de rastreio ou enquanto se aguarda uma segunda opinião, antes de esta ser obtida ou de o trabalho de imagiologia estar completo e permitir uma classificação definitiva. São necessárias investigações adicionais: comparação com documentos anteriores, vistas adicionais, vistas centrais, comprimentos, aumento de microcalcificações, ecografia.

ACR 1 sem anomalias: mamografia normal.

ACR 2 Opacidades redondas com microcalcificações :

- Gânglio intramamário
- Opacidade redonda correspondente a quisto(s) típico(s) na ecografia Imagem(ns) de densidade gorda ou mista
- Cicatriz(es) e calcificação(ões) conhecidas no material de sutura
- Microcalcificações sem opacidades, São anomalias benignas que não requerem monitorização ou exames adicionais.
- Microcalcificações anulares ou arciformes, semi-lunares, sedimentadas e romboédricas
- Calcificações cutâneas e calcificações punctiformes regulares difusas.
- ACR 3: Uma massa sólida com contornos regulares e sem calcificação.

Assimetria focal da densidade, agrupamento isolado de microcalcificações punctiformes. Trata-se provavelmente de uma anomalia benigna (-2% de risco de malignidade) que requer um controlo rigoroso.

- ACR 4: ACR4A: VPP do cancro entre 2 e 10%.

Massa parcialmente circunscrita que corresponde, na ecografia, a um nódulo sólido sugestivo de um fibroadenoma, um quisto isolado com complicações ou um provável abcesso. ACR4B: VPP de cancro entre 10 e 50%.

Agrupamento de microcalcificações finas polimorfas ou amorfas, uma massa sólida com contornos indistintos.

ACR4C: VPP de cancro entre 50 e 95%. Massa sólida de aparecimento recente com contornos indistintos, novo foco de microcalcificações lineares finas. Existe uma anomalia indeterminada ou suspeita, o que indica que é necessária uma verificação histológica.

ACR 5 Microcalcificações vermiculares arbóreas ou microcalcificações irregulares, polimórficas ou granulares, numerosas e agrupadas Agrupamento (clusters) de microcalcificações, qualquer que seja a sua morfologia, cuja topografia é galactófora. Microcalcificações associadas a uma anomalia arquitetural ou a uma opacidade. Microcalcificações agrupadas que aumentaram de número ou microcalcificações cuja morfologia e distribuição se tornaram mais suspeitas. Opacidades mal circunscritas com contornos esbatidos e irregulares. Opacidades espiculadas com centros densos. Existência de uma anomalia sugestiva de cancro. A lesão deve ser biopsada para se obter um diagnóstico **[31]**.

ACR 6: Cancro comprovado. A cirurgia deve ser efectuada se for clinicamente indicada.

- **Ecografia mamária**

A ecografia mamária é uma técnica de diagnóstico por imagem comprovada e eficaz, que utiliza ondas de ultra-sons de alta frequência para a obtenção de imagens, avaliação Doppler e elastografia [51]. A ecografia mamária é o exame complementar mais importante depois da mamografia [37]. Este exame completa e clarifica as imagens obtidas pela mamografia. Não substitui a mamografia, que é o exame de referência para a mama.

- **Fazer o teste**

O exame é efectuado em posição supina, com o braço levantado e o lado a analisar ligeiramente elevado, quadrante a quadrante, em planos ortogonais, não esquecendo o sulco submamário, as regiões paraesternais, as áreas axilares e a região retro areolar. É sempre bilateral, comparativa e acompanhada de palpação cuidadosa [37].

- **Indicações [51]**

A ecografia mamária é utilizada, nomeadamente, para as seguintes indicações

- Exame das anomalias detectadas por palpação e das alterações cutâneas;
- Exame do corrimento seroso ou sanguinolento do mamilo;
- Exame para detetar dor ou sensibilidade persistente e não cíclica numa área específica da mama;
- Avaliação aprofundada de resultados mamográficos ambíguos ou anormais;
- A primeira técnica de imagiologia a ser utilizada para a avaliação de anomalias clínicas em mulheres com menos de 30 anos e em mulheres grávidas ou a amamentar;
- Ecografia guiada por RMN (segundo olhar) ;
- Avaliação dos problemas associados aos implantes mamários;
- Planeamento do tratamento com curieterapia pós-operatória ;
- Rastreio de doentes de alto risco que não podem ou não querem submeter-se ao rastreio por RM;
- Orientações para a intervenção ;
- Avaliação e biópsia de gânglios linfáticos axilares para o estadiamento de lesões mamárias ipsilaterais que são (ou são susceptíveis de ser) malignas;
- Acompanhamento de lesões provavelmente benignas (tipo 3 segundo o

método BIRADS) detectadas por ecografia, tais como eventuais fibroadenomas e quistos complexos.

A ecografia mamária não está indicada para :

- Rastreio da população em geral,
- Monitorização contínua de quistos únicos confirmados.

3.6.2. Avaliação da extensão

- **Extensão loco-regional [65]**

Ecografia axilar, se não for realizada. As indicações atualmente recomendadas para a RM mamária (HAS) são :

- em casos de risco elevado de multifocalidade ou multicentricidade (cancro lobular)
- se o balanço convencional estiver em risco de falência
- em caso de escolha terapêutica difícil (antes da cirurgia oncoplástica, antes da quimioterapia neoadjuvante, etc.).

- **Ecografia axilar**

Trata-se de uma técnica de imagiologia que utiliza a ultrassonografia para visualizar a fossa axilar. É capaz de detetar um envolvimento linfonodal importante com base em alterações morfológicas como o espessamento cortical, a vascularização periférica, a infiltração hilar e a perda do aspeto reniforme do gânglio linfático. A exploração axilar é essencial, uma vez que avalia a extensão regional da doença, o que a torna um dos principais factores de prognóstico. Vários exames de imagem pré-operatórios podem revelar o envolvimento destes gânglios linfáticos axilares. No entanto, a imagem de referência continua a ser a ecografia axilar, que também pode ser utilizada para orientar a colheita de amostras. O papel da imagiologia é ainda mais importante. O objetivo da ecografia é evitar uma cura em duas fases após um nódulo sentinela positivo.

- **Imagem por ressonância magnética (MRI) [65].**

A RMN (Ressonância Magnética) da mama não substitui a mamografia ou a ecografia mamária. Não é um exame sistemático para o diagnóstico do cancro da mama. Trata-se de uma ferramenta adicional. A RM mamária bilateral será proposta se**[65]** :

- Idade < 40 anos
- Mutação BRCA conhecida ou de 1º grau, risco familiar elevado (pontuação de Eisinger) - Programa de tratamento neoadjuvante: recomendado
- Suspeita de múltiplos cancros na imagiologia padrão e se está a ser considerada uma cirurgia conservadora
- Discrepância na avaliação do tumor (> 10 mm) entre a clínica e a imagiologia padrão ou entre a mamografia e a ecografia, com impacto no procedimento cirúrgico.

- Cirurgia com oncoplastia programada
- Cancro lobular invasivo (opção, não recomendada pela HAS) a ser discutida caso a caso (sem benefício comprovado)
- Caso a caso, noutros contextos clínicos, tais como seios extremamente densos

A angiomamografia pode ser uma alternativa à ressonância magnética

Os dados publicados mostram :

- Sensibilidade equivalente à da RMN para o cancro indexado
- Sensibilidade ligeiramente (mas não significativamente) inferior da angiomamografia em comparação com a RMN para cancros adicionais,
- Especificidade significativamente superior à da angiomamografia/ressonância magnética (menor risco de falsos positivos)
- Os falsos negativos na RM são principalmente CLI e CCIS (mas frequentemente com Ca+ visível).

> Avaliação da extensão à distância [65].

Não existe uma recomendação sistemática**[65].** Devem ser tidos em conta indícios clínicos ou factores de prognóstico pejorativos**[65]**. Tendo em conta a baixa prevalência observada em doentes com tumores T1 e T2 invasivos sem invasão clínica dos gânglios linfáticos, não é recomendada a realização de uma avaliação sistemática da extensão na ausência de indícios clínicos nestes doentes**[65].** Na prática, a imagiologia de extensão é recomendada para tumores cT3-T4 ou cN+ (quer os doentes recebam ou não tratamento sistémico neoadjuvante); no entanto, o valor da imagiologia de extensão em tumores T1 N1 parece questionável após a cirurgia, no caso de invasão linfonodal macrometastática**[65].** A investigação de primeira linha pode basear-se numa das três opções seguintes:

- Radiografia do tórax, ecografia abdominal e cintilografia óssea;
- ou tomografia computadorizada toracoabdominal e cintilografia óssea;
- ou 18 F-FDG PET-CT**[65].**
- **Cintigrafia óssea [17]**

A cintigrafia óssea é um exame de medicina nuclear utilizado para analisar a função de todos os ossos e articulações. O princípio consiste em utilizar um produto ligeiramente radioativo utilizado para a função óssea. O produto utilizado para este tipo de exame liga-se aos ossos e às articulações, permitindo identificar todas as patologias ósseas e articulares. Vantagens da cintigrafia óssea: - Permite detetar todas as lesões visíveis 2 a 12 meses antes da radiografia.

- Explora o corpo inteiro.

- Ela tem uma grande sensibilidade.
- Recomendações relativas à cintigrafia óssea [23] ;
- Uma cintigrafia óssea de base para todos os doentes nos estádios II a IV, independentemente do tamanho do tumor.
- Todos os tumores com mais de 2 cm, porque existe um risco de metástases mesmo que os doentes sejam assintomáticos, uma vez que 32% dos doentes com metástases são assintomáticos.

- **Radiografia do tórax**

A radiografia baseia-se na utilização de raios X. O feixe é emitido por uma fonte fixa e não rotativa (um tubo). Os raios são mais absorvidos pelos tecidos, consoante a sua densidade, antes de serem recolhidos por uma película fotossensível colocada atrás do doente. Os raios X deixam um traço mais ou menos opaco na película, consoante a densidade do tecido que atravessam. As radiografias do tórax são utilizadas para analisar as diferenças de densidade dos pulmões. A presença de múltiplas opacidades com densidade de água mais ou menos homogénea, formas arredondadas, limites nítidos e contornos regulares nos campos pulmonares, dando um aspeto de balão, é indicativa de metástases pulmonares. No entanto, muitos autores consideram que a TC é mais sensível e fiável para as lesões metastáticas pulmonares.

- **18 FDG PET scan**

A tomografia por emissão de positrões (PET) é uma técnica de imagiologia funcional quantitativa e dinâmica desenvolvida nos departamentos de medicina nuclear e em contextos experimentais. O princípio geral da imagiologia PET baseia-se na utilização de marcadores de rádio marcados com um isótopo emissor de positrões (radiação beta mais) e de câmaras dedicadas. As imagens obtidas fornecem uma representação tridimensional não invasiva, in vivo, da distribuição do volume do sinal radioativo no corpo. Desta forma, a concentração volumétrica de radioatividade e a cinética tecidular do radiotraçador podem ser monitorizadas ao longo do tempo. A imagiologia PET requer uma logística relativamente extensa e o envolvimento de muitas profissões diferentes. Recomenda-se a utilização de FDG PET:

- Se houver suspeita de reincidência
- Estadiamento de uma recaída conhecida
- Risco elevado de recorrência; jovens com menos de 40 anos, triplo negativo, HER2 positivo, envolvimento de gânglios linfáticos, doença residual após tratamento neoadjuvante
- Para tumores da mama em estádio II B clinicamente superiores, de preferência antes da cirurgia.

- No caso de metástases prevalecentes nos gânglios linfáticos axilares (pesquisa de outros locais metastáticos)
- A PET com FDG não é recomendada para a avaliação da extensão de tumores da mama em estádio clínico I.
- Cancro da mama invasivo T3, T4 ou N mais
- Antes da quimioterapia neoadjuvante
- Cancro triplo negativo, HER2 sobreexpresso ou amplificado, T2N OU Pn1Mi

❖ **Ecografia abdominal**

A imagem de ultra-sons é formada pela reflexão das ondas de ultra-sons emitidas pelo transdutor a partir dos tecidos. As ondas reflectidas são captadas pelo transdutor e processadas eletronicamente, pelo que as imagens de ultra-sons obtidas são projectadas no ecrã. A reflexão dos ultra-sons depende da impedância do tecido. A eco-textura do fígado normal é considerada como eco-gene normal. As metástases hepáticas são a doença maligna mais comum do fígado. No caso das metástases, as alterações na estrutura do eco hepático são: nódulos hiperecogénicos em 60% dos casos, múltiplos que dão uma imagem de tempestade de neve; nódulos hipoecogénicos em 20% dos casos, múltiplos que dão uma imagem de escorredor, nódulo cocarde com centro hipoecogénico e periferia hiperecogénica. O número de nódulos é variável. A ecografia fornece uma visão objetiva da forma e da ecoestrutura do fígado, embora a TC seja melhor na caraterização dos nódulos hepáticos.

❖ **TDM Thoraco abdomino pélvico**

Um scanner é uma técnica de imagiologia médica que envolve a medição da absorção de raios X pelos tecidos do doente e a reconstrução de imagens bidimensionais ou tridimensionais do corpo humano. Uma fonte externa de raios X irradia o doente e estes são detectados por um detetor localizado no outro lado do doente. A fonte e o detetor giram em torno do doente. Os raios X gerados no tubo de raios X atravessam o corpo do doente, interagindo em maior ou menor grau com os tecidos.

A TAC torácica-abdominal-pélvica permite estudar o tórax, o abdómen e a pélvis, bem como a rede vascular e o esqueleto desde as vértebras torácicas até à pélvis. A TAC é um exame muito utilizado na avaliação da extensão do cancro da mama.

II PARTE

O NOSSO ESTUDO

1. OBJECTIVOS

1.1.Objetivo geral

Estudo da avaliação da extensão inicial do cancro da mama em Ouagadougou.

1.2.Objectivos específicos

1. Determinar as caraterísticas sócio-demográficas das pacientes que foram submetidas a uma avaliação inicial da extensão do cancro da mama;
2. Estudar as caraterísticas clínicas das pacientes que beneficiaram da avaliação inicial da extensão do cancro da mama;
3. Descrever os aspectos de diagnóstico por imagem e histológicos do cancro da mama no nosso estudo;
4. Identificação dos exames imagiológicos efectuados na avaliação inicial de extensão do cancro da mama em Ouagadougou;
5. Comparar os exames imagiológicos efectuados na avaliação inicial de extensão do cancro da mama em Ouagadougou com as normas internacionais;
6. Determinar os factores associados à prescrição de diferentes exames de imagiologia médica na avaliação inicial do cancro da mama;

2. METODOLOGIA

2.1.Âmbito do estudo

O nosso estudo foi realizado nos serviços de imagiologia médica, ginecologia obstétrica e oncologia dos hospitais da cidade de Ouagadougou no Burkina Faso, nomeadamente o Hospital Universitário de Bogodogo (CHU-B), o Hospital Universitário YALGADO OUEDRAOGO (CHU-YO) e o Hospital Protestante SCHIPHRA.

2.1.1. Centro Hospitalar Universitário YALGADO OUEDRAOGO (CIU YO)

Criado em 1958 e em funcionamento desde 1961, o CHU-YO é um hospital de referência no Burkina Faso. Situado na cidade de Ouagadougou, o CHU-YO compreende o Departamento de Medicina e Especialidades Médicas e o Departamento de Cirurgia e Especialidades Cirúrgicas. Como centro de referência nacional, oferece cuidados especializados aos pacientes das estruturas periféricas que lhe são encaminhados e está envolvido no diagnóstico, tratamento médico e cirúrgico do cancro da mama.

2.1.2. Centro Hospitalar Universitário de Bogodogo (CIU-B)

É um dos hospitais de 3º nível do sistema de saúde, tendo absorvido o antigo Centre medical avec antene chirurgicale (CMA) do sector 30, e está situado no sector 51 da cidade de Ouagadougou. Está distribuído por dois locais, nomeadamente o local do antigo CMA do sector 30 (denominado local B) e o local recém-construído (denominado local A). A organização dos cuidados no CHU_B baseia-se em serviços médicos e técnicos. O CHU_B presta assistência aos doentes oncológicos, nomeadamente aos doentes com cancro da mama, e alberga o primeiro centro de radioterapia do país.

2.1.3. Hospital Protestante de Schiphra

O Hospital Protestante Schiphra foi fundado em Ouagadougou em 1953 pelo missionário Pierre Dupret e sua esposa. O Hospital Protestante de Schiphra é um hospital com serviços médicos e técnicos. Presta cuidados médicos, cirúrgicos e de acompanhamento a pacientes que sofrem de cancro da mama.

2.2.Método de amostragem

A amostragem foi exaustiva, incluindo todos os relatórios disponíveis de exames iniciais de extensão do cancro da mama realizados durante o período de estudo.

2.3.Tamanho da amostra

Cálculo da dimensão da amostra utilizando a fórmula de Schwartz :

[22]$n = z \times p\,(1 - p) / m$;

n=tamanho da amostra ;

z = nível de confiança de 95%, z = 1,96, para um nível de confiança de 99%, z = 2,575);

p = proporção quando desconhecida, é utilizado p = 0,5;
m = margem de erro tolerada 5% pres ;
N = tamanho da população ;
N/(N+n) = coeficiente de correção ;
Com um nível de confiança de 95% e uma margem de erro de 5%;
n = (1,96) 2 x (0,5) (1-0,5) / (0,05) 2 = 383 ;
De acordo com a fórmula de Schwartz, a dimensão mínima da nossa amostra deveria ser de 383 doentes. Para aumentar o poder estatístico da nossa amostra, decidimos selecionar um mínimo de 400 doentes.

2.4.Fontes de dados

Os relatórios foram compilados a partir do sistema de arquivo dos relatórios dos serviços de imagiologia médica, dos registos clínicos dos pacientes dos serviços de ginecologia e oncologia médica e cirúrgica e dos serviços de cirurgia geral dos Hospitais Universitários Bogodogo e Yalgado e do Hospital Protestante Schiphra.

2.5.Critérios de inclusão

Foram incluídos relatórios de doentes com cancro da mama que foram submetidas a um exame inicial de extensão durante o período do estudo em hospitais da cidade de Ouagadougou.

2.6.Critérios de exclusão

Não foram incluídos relatórios de exames de extensão incompletos ou inutilizáveis relativos a doentes com cancro da mama. Exames efectuados no âmbito da avaliação de acompanhamento.

2.7.Tipo e período de estudo

[er]Trata-se de um estudo descritivo-analítico que abrangeu um período de 3 anos, de 1 de janeiro de 2021 a 31 de dezembro de 2023, com recolha retrospetiva de dados.

2.8.Variáveis estudadas

As seguintes variáveis foram tidas em conta no nosso estudo:

- **Dados sócio-demográficos**: idade, sexo, local de residência, nível de educação e profissão;
- **Antecedentes;**
- **Dados clínicos ;**
- **Dados paraclínicos ;**
- **Dados terapêuticos ;**

As variáveis foram recolhidas através de um formulário individual de recolha de dados e do sistema eletrónico de recolha de dados Kobocollecte.

2.9.Definições operacionais

Exame inicial de extensão: trata-se de uma série de exames destinados a determinar o estado de evolução do cancro e se este se espalhou para outros órgãos sob a forma de metástases. O objetivo da avaliação inicial da extensão é determinar o tratamento mais adequado. É o primeiro exame imagiológico efectuado imediatamente após a confirmação do diagnóstico.

2.10. Análise de dados

Os dados recolhidos foram introduzidos e tratados num microcomputador utilizando o software EPI Info na sua versão francesa 7.2.2.6; as figuras foram produzidas utilizando o EXCEL 2016 e o WORD 2016.

2.11. Considerações éticas e deontológicas

O protocolo do estudo foi submetido ao comité institucional de ética e deontologia médica do Hospital Universitário de Bogodogo. Foi pedida e obtida a autorização dos diretores gerais de cada hospital para a realização do estudo; a confidencialidade das informações recolhidas foi estritamente respeitada, assim como o anonimato.

3. RESULTADOS

Fluxograma que mostra o número total de doentes e o número de doentes por hospital universitário e por hospital.

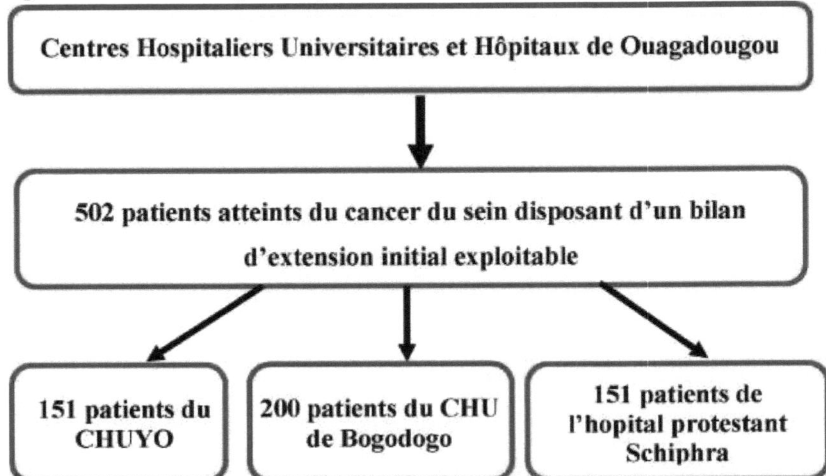

Figura 7: Diagrama de fluxo que mostra a distribuição da nossa população de estudo por hospital universitário e hospital

3.1.Caraterísticas sócio-demográficas

3.1.1. Idade

A idade média dos nossos doentes foi de 48,53 ±12,29 anos, com extremos de 19 e 86 anos. O grupo etário dos 40-50 anos foi o mais frequente, representando 32,87% do total de doentes. A distribuição dos pacientes por faixa etária é mostrada na Figura 1.

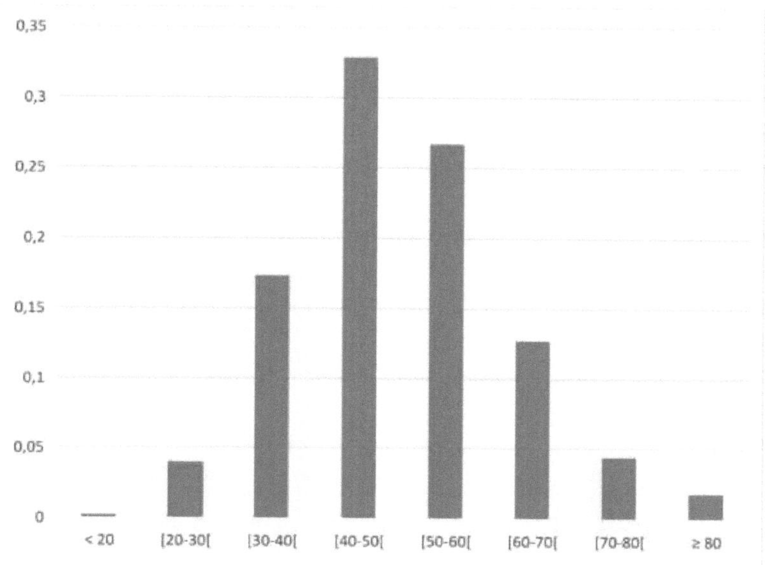

Figura 8: Distribuição dos doentes que foram submetidos à avaliação inicial da extensão do cancro da mama, por grupo etário (N= 502)

3.1.2. Género

As mulheres representam 98,41% (494 casos) da população, contra 1,59% (8 casos) dos homens.

3.1.3. Fonte

Os doentes provinham de zonas urbanas em 72,71% dos casos (365 casos), em comparação com 27,29% (137 casos) de zonas rurais.

3.1.4. Nível de educação

Os doentes do ensino primário foram os mais representados, representando 38,65% dos casos, enquanto os doentes sem educação formal representaram 30,68% (154 casos).

Tabela II: Distribuição dos doentes que foram submetidos à avaliação inicial da extensão do cancro da mama de acordo com o nível de escolaridade (N=502 casos).

Nível de educação	Força de trabalho	%
Primário	194	38,65
Nenhum nível	154	30,68
Secundário e universidade	154	30,68
Total	**502**	**100,00**

3.1.5. Categoria socioprofissional

As donas de casa representaram a maioria da nossa população com 60,76% dos casos, ou seja, 305 doentes.

Tabela III: Distribuição dos doentes que foram submetidos a uma avaliação inicial da extensão do cancro da mama por categoria socioprofissional (N=502 casos).

PROFISSÃO	Força de trabalho	%
Dona de casa	305	60,76
Empregado	112	22,31
Commergant	35	6,97
Cultivador	21	4,18
Outras profissões	21	4,18
Empreiteiro	8	1,59
Total	**502**	**100,00**

3.2. Caraterísticas clínicas

3.2.1. História de cancro ginecológico e contraceção oral

Foi encontrada uma história familiar de cancro da mama em 4,38% (22 casos) das doentes e de cancro do ovário em 0,80% (4 casos). A contraceção oral foi utilizada em 23,11% das doentes (116 casos). A distribuição das doentes de acordo com os antecedentes é apresentada na Tabela IV.

Quadro IV: Repartição das pacientes que foram submetidas à avaliação inicial da extensão do cancro da mama em função da história prévia de cancro ginecológico e de contraceção oral

História de contraceção oral e cancro ginecológico	Força de trabalho	%
História de contraceção oral	116	23,11
História familiar de cancro da mama	22	4,38
História pessoal de cancro da mama	19	3,78
História familiar de cancro do ovário	7	1,39
História pessoal de cancro do ovário	4	0,80

ATCD : antecedentes

3.2.2. Gestão e paridade

A maioria das nossas pacientes eram multigestas e multíparas. As Tabelas V e VI mostram a distribuição das pacientes de acordo com a gestação e a paridade, respetivamente.

Tabela V: Distribuição das pacientes de acordo com o gestite (n = 494)

História obstétrica Gestite	**Número (n=494)**	**%**
Nulligest	22	4,58
Primigeste (1 gravidez)	50	10,16
Paucigeste (2-3 gravidezes)	143	28,49
Gestação múltipla (4-5 gravidezes)	141	28,88
Grande gestação múltipla (> 5 gravidezes)	138	27,89
Total	**494**	**100**

Quadro VI: Distribuição das pacientes segundo a paridade

História obstétrica Parite	**Número (n=494)**	**%**
nulíparas	34	6,97
Primipare	54	10,96
Paucipare	148	29,88
Multipare	144	29,08
Grandes multíparas	114	23,11
Total	**49 4**	**100**

3.2.3. Menarches

A idade da menarca foi de 14 anos na maioria das nossas pacientes, e 33% das nossas pacientes tiveram a sua menarca depois dos 14 anos.

Quadro VII: Repartição das pacientes por idade da menarca

Idade das menarcas	**Número (n=487)**	**%**
11	3	0,62
12	40	8,21
13	109	22,38
14	172	35,32
15	110	22,59
> 16	53	10,88
Total	**487**	**100,00**

3.2.4. Circunstâncias da descoberta

A razão mais comum para a descoberta foi um nódulo ou massa mamária em 99% dos casos. A mama era inflamatória em 49,4% dos casos. A Tabela VIII mostra a distribuição dos pacientes de acordo com as circunstâncias da descoberta.

Quadro VIII ^ Distribuição dos *doentes* de acordo com as circunstâncias da descoberta

Circunstâncias da descoberta	**Número (n=502)**	**%**

Nódulo ou caroço no peito	497	99,00
Mama inflamatória	248	49,40
Adenopatia axilar	84	16,73
Ulceração da mama	21	4,01
Corrimento mamário anormal	15	2,99
Prurido	6	1,20
Formigueiros	4	0,80
Seios assimétricos	2	0,40
Lymphredeme	2	0,40
Dor nos seios	1	0,20
Endurecimento do peito	1	0,20
Mamilo umbilical	1	0,20
Retração do peito	1	0,20
Tensão mamária	1	0,20
Tosse	1	0,20

3.2.5. Estado geral

A maioria dos doentes encontrava-se em bom estado geral, com 69,72% em estádio I da OMS. A Tabela IX mostra a distribuição dos doentes de acordo com o estado geral.

Quadro IX: Distribuição das pacientes que foram submetidas a um exame inicial do cancro da mama de acordo com o seu estado geral

Fase (OMS)	**Número (n=502)**	**%**
I	350	69,72
II	79	15,74
III	55	10,96
IV	18	3,59
Total	**502**	**100,00**

3.2.6. Localização do tumor

A mama esquerda foi o local mais comum, representando 48,21% das doentes.

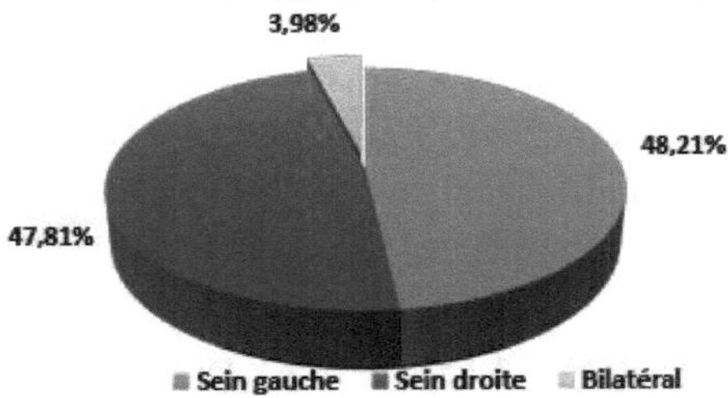

Mama esquerda Mama direita ■Bilateral

Figura 9: Distribuição dos doentes que foram submetidos a exames de extensão iniciais de acordo com a localização do tumor

3.2.7. Sinais clínicos encontrados

Nódulos mamários, mama inflamada e adenopatia foram os sinais clínicos mais comuns.

Tabela X: Distribuição das pacientes que foram submetidas a um exame inicial do cancro da mama de acordo com os sinais clínicos encontrados

Sinais clínicos	Número (n=502)	%
Nódulo ou caroço no peito	501	99,80
Mama inflamatória	457	91,04
Adenopatia axilar	346	68,92
Sinal respiratório	46	9,16
Dores na coluna	13	2,59
Sinal neurológico	17	3,39
Sinal abdominal	19	3,78
Ulceração da mama	25	4,98
Corrimento mamário	10	1,99
Lymphredeme	4	0,80
Astenia	1	0,20
Braços grandes e pesados	1	0,20
Mamilo umbilical	1	0,20
Pele retraída	1	0,20
Ferida linear no peito	1	0,20
Presença de vegetação	1	0,20
Hemorragia	1	0,20
Perturbações menstruais	1	0,20

3.3 Caraterísticas paraclínicas

3.3.1. Tipo histológico

O carcinoma infiltrante não específico (CINOS) representou 90,84% (456 casos) dos tipos histológicos.

Quadro XI: Distribuição das pacientes que foram submetidas a um exame inicial do cancro da mama de acordo com o tipo histológico

Tipo histológico	Número (n=502)	%
Carcinoma invasivo não específico	456	90,84
Carcinoma lobular invasivo	15	2,99
Carcinoma mucinoso	9	1,79
Carcinoma invasivo de células escamosas	4	0,80
Carcinoma filodes	4	0,80

Sarcoma	3	0,60
Adenocarcinoma	2	0,40
Carcinoma metaplásico	2	0,40
Hiperplasia atípica	2	0,40
Papiloma intra-ductal	2	0,40
Carcinoma invasivo	1	0,20
Carcinoma medular	1	0,20
Carcinoma tubular	1	0,20
Células hipercromáticas isoladas	1	0,20

3.3.2. Grau histopronóstico

Scarff Bloom e Richardson grau 2 modificado (mSBR) por Elston e Ellis representou 69,32% (348 casos) dos casos.

A distribuição dos pacientes de acordo com o grau citológico é mostrada na Figura 14.

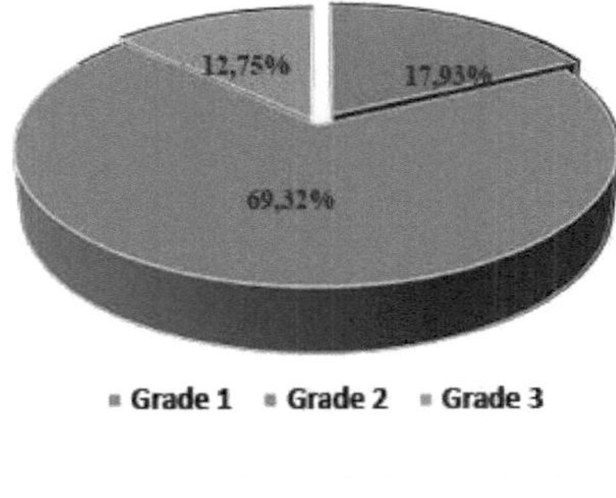

■ Grau 1 ■ Grau 2 ■ Grau 3

Figura 10: Distribuição dos doentes de acordo com o grau histopronóstico da mSBR

3.3.3. Presença de êmbolos vasculares

Os êmbolos vasculares estavam presentes em 63 casos (12,55%) em comparação com 439 casos (87,45%).

3.3.4. Diagnóstico por imagem

Quadro XII: Distribuição das pacientes que foram submetidas a um exame inicial do cancro da mama de acordo com o exame imagiológico de diagnóstico

Imagiologia	Número (n=502)	%
Ecografia Mamográfica	236	47,01
Ecografia mamária	203	40,44
Mamografia	106	21,12

Não	5	1

3.3.5. Classificação BIRADS (Brest Imaging and Data System) do Colégio Americano de Radiologia (ACR)

A maioria das lesões foi classificada como ACR 4 e ACR 5.

Tabela XIII: Distribuição das doentes que foram submetidas a um exame inicial do cancro da mama de acordo com a classificação das lesões ACR

ACR	Número (n=502)	%
ACR3	27	5,38
ACR4	204	40,64
ACR5	271	53,98
Total	**502**	**100,00**

3.3.6. Exames imagiológicos na avaliação inicial da extensão

A tomografia computorizada toraco-abdominopélvica foi o exame mais frequentemente efectuado, envolvendo 77,29% dos doentes.

Tabela XIV: Distribuição das pacientes que foram submetidas ao exame inicial de extensão do cancro da mama de acordo com o exame imagiológico efetivamente realizado

Exames imagiológicos	Número (n=502)	%
CT-toraco-abdomino-pélvico	388	77,29
Ecografia abdominal	277	55,18
Radiografia do tórax	256	51,00
Exame do tórax	43	8,57
Cintilografia óssea	16	3,19
Ecografia axilar	11	2,19
Ressonância magnética da mama	9	1,79
Tomografia computorizada abdominal e pélvica	7	1,39
Angioscan torácico	5	1,00
Radiografia da coluna vertebral	2	0,40
Eco Doppler	1	0,20
Scanner cerebral	18	3,59
Ressonância magnética cerebral	2	0,40

A ecografia abdominal, a radiografia do tórax e a tomografia computorizada torácica-abdominal-pélvica foram os exames mais frequentemente realizados na fase 2.

Tabela XV: Distribuição das pacientes que foram submetidas à avaliação inicial da extensão do cancro da mama de acordo com os exames efectuados na fase 2

Exames imagiológicos	Doentes na fase 2 Número (n=68)	%
Exame torácico-abdominal-pélvico	45	66,18
Ecografia abdominal Radiografia do tórax TAC do tórax Ecografia axilar Ressonância magnética da mama	4667 ,65 4566 ,18 11,47 11,47 11,47	

A TAC toraco-abdominopélvica foi o exame mais frequentemente efectuado na fase 3 (70,37%).

Quadro XVI: Repartição dos doentes de acordo com os exames efectuados na fase 3

Exames imagiológicos	Doente na fase 3 Número (n=243)	%
Tomografia computorizada toraco-abdominal pélvico	171	70,37
Ecografia abdominal	141	58,02
Radiografia do tórax	135	55,56
Exame do tórax	14	5,76
Cintilografia óssea	3	1,23
Ultrassom axilar	10	4,12
Ressonância magnética da mama	4	1,65
Tomografia computorizada abdominal e pélvica	4	1,65
Scanner cerebral	2	0,82

A tomografia computadorizada torácica-abdominopélvica foi o exame o mais realista em estádio 4, ou seja, 89,01% dos doentes.

Quadro XVII: Repartição dos doentes que foram submetidos à extensão inicial de acordo com os exames efectuados na fase 4

Exames imagiológicos	Doentes na fase 4 Número (n=191)	%
Scanner toraco-abdomino-pélvico	170	89,01
Ecografia abdominal	90	47,12

Radiografia do tórax	75	39,27
Exame do tórax	27	14,14
Cintilografia óssea	13	6,81
Ressonância magnética da mama	4	2,09
Tomografia computorizada abdominal e pélvica	3	1,57
Angioscan torácico	1	1,00
Radiografia da coluna vertebral	2	0,40
Scanner cerebral	16	8,38
Ressonância magnética cerebral	2	1,05

3.3.7. Extensão local

O envolvimento do mamilo foi a extensão local mais frequente.

Quadro XVIII: Distribuição das pacientes que foram submetidas a um exame inicial do cancro da mama de acordo com a extensão local

Extensão local	Número (n=502)	%
Danos na pele	275	54,78
Danos no mamilo	95	18,92
Tumor multifocal	58	11,55
Tumor multicêntrico	49	9,76
Tumor bilateral	20	3,98

3.3.7. Metástases

O tórax foi o local mais comum de metástases, com 49,27%. Os nódulos estavam presentes em 84,44% dos casos e os tumores pleurais em 25,93%.

Quadro XIX: Repartição das doentes que foram submetidas a um exame inicial do cancro da mama de acordo com a localização das metástases

Metástases	Número (n=274)	%
- Metástases torácicas	135	49,27
Nódulo pulmonar	114	84,44
Mais de 3 nódulos pulmonares	74	54,81
Micronódulos pulmonares	10	7,41
Menos de 3 nódulos pulmonares	9	6,67
Pleuresie	35	25,93
- Metástases abdomino-pélvico	66	24,09
Metástases hepáticas	62	93,94
Mais de 3 nódulos hepáticos	51	77,27
Menos de 3 nódulos hepáticos	6	9,09
- Metástases ósseas	57	20,80
Localização da coluna vertebral	45	78,95

Localização da bacia	15	26,32
Localizações dimensionais	18	31,58
Outros locais	6	10,53
Metástases cerebrais	16	5,84
Total	**274**	**100,00**

3.3.8. Classificação TNM

Quadro XX: Repartição dos doentes que foram submetidos à avaliação inicial da extensão do
cancro da mama de acordo com a classificação TNM

Tumor	**Número (n=502)**	**%**
T2	75	14,94
T3	145	28,88
T4	282	56,18
Total	**502**	**100,00**
Gânglio	**(n=502)**	**%**
N0	4	0,80
N1	282	56,18
N2	206	41,04
N3	10	1,99
Total	**502**	100,00
Metástases	**(n=502)**	**%**
M0	312	62,15
M1	191	37,85
Total	**502**	100,00

3.3.9. Fase

Quadro XXI: Repartição dos doentes que foram submetidos a um trabalho de extensão inicial
do cancro da mama por estádio, de acordo com a classificação TNM

Estádio	**Número (n=502)**	**%**		**%**
Fase 2	**68**	**13,55**		
T2	N0	M0	2	2,94
T2	N1	M0	58	85,29
T2	N1	M1	1	1,47
T2	N2	M0	4	5,88
T3	N0	M0	2	2,94
T3	N1	M0	1	1,47
Fase 3	**243**	**48,41**		
T2	N1	M0	3	1,23
T2	N2	M0	1	0,41

T2	N3	M0	2	0,82
T3	N1	M0	80	32,92
T3	N2	M0	26	10,70
T4	N0	M0	1	0,41
T4	N1	M0	65	26,75
T4	N2	M0	65	26,75
Fase 4	**191**	**38,05**		
T2	N1	M1	72	37,70
T2	N2	M1	107	56,02
T2	N3	M1	8	4,19
T4	N2	M0	4	2,09

Quadro XXII: Repartição dos doentes que foram submetidos a um trabalho de extensão inicial

cancro da mama por estádio		
	Número (n=502)	**%**
Fase 2	68	13,40
Fase 3	243	48,40
Fase 4	191	38,20
Total	**502**	**100,00**

Quadro XXIII: Repartição das pacientes que foram submetidas a um exame inicial do cancro da mama de acordo com o tratamento

Tratamento	**Força de trabalho**	**%**
Quimioterapia	423	84,26
Mastectomia	363	72,31
Curativo axilar	357	71,31
Radioterapia	14	2,79
Cirurgia conservadora peito	5	1,00
Hormonoterapia	3	0,60

3.3.10. Análise bivariada

> Relação entre a TC torácica-abdominal-pélvica e as caraterísticas sócio-demográficas, o estádio e o tratamento dos doentes

Verificou-se uma associação estatisticamente significativa entre o nível de ensino secundário ou universitário, a atividade profissional assalariada e a realização de uma TAC toracoabdominopélvica. O exame toracoabdominopélvico foi associado ao ensino secundário e universitário com um valor de P de 0,9%, e a atividade profissional assalariada e a atividade comercial foram associadas ao exame toracoabdominopélvico com valores de P de 0,2% e 0,00%, respetivamente. Não houve associação estatisticamente significativa entre o local de residência e o exame toracoabdominopélvico.

Quadro XXIV: Correlação entre a tomografia computadorizada torácica-abdominal-pélvica e as caraterísticas sociodemográficas das doentes com cancro da mama submetidas a exames de extensão iniciais

Variáveis	OR (IC :95%)	Valor de p
Residência		
Rural	1,42[0,90-2,23]	0,06
Urbano	1	
Nível de educação		
Primário	0,75[0,49-1,15]	0,09
Secundário e universidade	1,77[1,08-2,89]	**0,009**
Nenhum nível	0,81[0,51-1,26]	0,17
Profissão		
Empregado	2,20[1,12-3,96]	**0,002**
Dona de casa	1,06[0,69-1,62]	0,39
Empreiteiro	2,07[0,25-17,05]	0,27
Cultivador	0,93[0,33-2,61]	0,43
Commergant	0,27[0,13-0,55]	**0,00**

Verificou-se uma associação estatisticamente significativa entre os exames de TC torácica e abdominopélvica e os estádios TNM. Os estadios 3 e 4 foram associados à realização de uma TAC toracoabdominopélvica durante o trabalho de extensão inicial com um valor de P. de 0,02. Esta associação foi positiva com um rácio de oder de 1,73, ou seja, os doentes nos estadios 3 e 4 tinham 1,73 vezes mais probabilidades de realizar uma TAC toracoabdominopélvica durante o trabalho de extensão inicial do que os doentes no estadio 2.

Verificou-se uma associação estatisticamente significativa entre a TC toracoabdominopélvica e a quimioterapia. A quimioterapia foi associada à realização de uma TAC toracoabdominopélvica durante o trabalho de extensão inicial, com um valor de P. de 0,00. Esta associação foi positiva: as doentes submetidas a quimioterapia tinham 3,23 vezes mais probabilidades de realizar uma TAC toracoabdominopélvica durante o trabalho de extensão inicial do cancro da mama.

Quadro XXIIII: correlação entre a tomografia computadorizada toraco-abdominopélvica e o tratamento durante o exame inicial do cancro da mama

Variáveis	OR (IC :95%)	Valor de p
Cirurgia	0,76[0,47-1,24]	0,13

Sim		
Não	1	
Quimioterapia		
Sim	3,23[1,95-5,38]	**0,00**
Não	1	

> Relação entre a radiografia do tórax e as caraterísticas sociodemográficas, o estádio e o tratamento das pacientes submetidas a um exame inicial do cancro da mama

Verificou-se uma associação estatisticamente significativa entre o nível de escolaridade, a ocupação e a realização de radiografia torácica durante o exame inicial do cancro da mama. A ausência de escolaridade foi associada à realização de radiografia torácica com um valor de P.de 0,004; a ocupação de comerciante foi associada à realização de radiografia torácica durante o exame inicial do cancro da mama com um valor de P.de 0,006. Estas associações foram positivas com rácios de ordem respectivos de 1,66 e 2,55.

Quadro XXIVI Correlação entre a radiografia do tórax e as caraterísticas sociodemográficas durante o exame inicial do cancro da mama

Variáveis	**OR (IC :95%)**	**Valor de p**
Residência		
Rural	1,31[0,88-1,95]	0,08
Urbano	1	
Nível de educação		
Primário	0,81[0,57-1,17]	0,13
Secundário e universidade	0,75[0,51-1,10]	0,07
Nenhum nível	1,66[1,13-2,44]	**0,004**
Profissão		
Empregado	0,82[0,54-1,26]	0,19
Dona de casa	0,88[0,62-1,27]	0,25
Empreiteiro	0,31[0,06-1,57]	0,07
Cultivador	1,29[0,53-3,13]	0,28
Commergant	2,55[1,19-5,43]	**0,006**

Verificou-se uma associação estatisticamente significativa entre o estádio TNM do cancro da mama e a realização de uma radiografia do tórax durante a avaliação inicial da extensão. Os estadios 3 e 4 foram associados à realização de uma radiografia do tórax com um valor de p. de 0,002.

Quadro XXVI: correlação entre a radiografia do tórax e o estádio TNM na avaliação inicial do cancro da mama

Variáveis	OR (IC :95%)	Valor de p
Estádios		
Classificação TNM		**0,002**
Fases 3 e 4	0,47[0,27-0,80]	
Fase 2	1	

Verificou-se uma associação estatisticamente significativa entre a radiografia do tórax e a quimioterapia durante a avaliação inicial do cancro da mama, com um valor de P de 0,008. Esta associação foi negativa com um rácio de ordem de 0,05.

Quadro XXVIX: correlação entre o desempenho da radiografia do tórax e a gestão de doentes com cancro da mama durante o trabalho de extensão inicial.

Variáveis	OR (IC :95%)	Valor de p
Cirurgia		
Sim	1,12[0,75-1,65]	0,28
Não	1	
Quimioterapia		
Sim	0,05[0,33-0,9]	**0,008**
Não	1	

> Relação entre a realização de ultrassom abdominopélvico, caraterísticas sócio-demográficas, estágio e manejo do paciente

Verificou-se uma associação estatisticamente significativa entre a realização de ecografia abdominopélvica e o nível de ensino secundário e universitário, e a ausência de nível de ensino na altura do exame inicial do cancro da mama, com um valor de P de 0,01 e 0,005, respetivamente. Verificou-se também uma associação estatisticamente significativa entre o desempenho da ecografia abdominopélvica e a atividade profissional, com um valor de P de 0,00.

Quadro XXVII: Correlação entre o desempenho da ecografia abdominopélvica e as caraterísticas sociodemográficas durante o exame inicial do cancro da mama.

Variáveis	OR (IC :95%)	Valor de p
Residência		
Rural	0,88[0,59-1,31]	0,26
Urbano	1	
Nível de educação		
Primário	0,93[0,65-1,33]	0,35
Secundário e universidade	0,66[0,45-0,96]	**0,01**
Nenhum nível	1,65[1,11-2,44]	**0,005**
Profissão		

Empregado	0,63[0,41-0,96]	0,01
Dona de casa	1,02[0,71-1,46]	0,44
Empreiteiro	0,8[0,20-3,27]	0,38
Cultivador	1,08[0,44-2,62]	0,43
Commergant	3,5[1,49-8,17]	**0,00**

Verificou-se uma associação estatisticamente significativa entre a ecografia abdominopélvica e o estádio TNM 3 e 4 na avaliação inicial do cancro da mama, com um valor de P de 0,01.

Verificou-se uma associação estatisticamente significativa entre a realização de ecografia abdominopélvica e o tratamento de quimioterapia durante a avaliação inicial do cancro da mama, com um valor de P de 0,001.

Quadro XXVIIII: correlação entre a ecografia abdominopélvica e o tratamento

Variáveis	OR (IC :95%)	Valor de p
Cirurgia		
Sim	1,16[0,78-1,71]	0,23
Não	1	
Quimioterapia		
Sim	0,44[0,26-0,75]	**0,001**
Não	1	

> Relação entre cintigrafia óssea, caraterísticas sócio-demográficas, estádio e tratamento do doente

Verificou-se uma associação estatisticamente significativa entre a realização de uma cintigrafia óssea e a residência rural na altura do exame inicial do cancro da mama, com um valor de P de 0,002.

Quadro XXIXI: Correlação entre a cintigrafia óssea e as caraterísticas sociodemográficas durante o exame inicial do cancro da mama

Variáveis	OR (IC :95%)	Valor de p
Residência		
Rural	Nd	**0,002**
Urbano	1	
Nível de educação		
Primário	1,05[0,37-2,94]	0,47
Secundário e universidade	0,42[0,15-1,16]	0,05
Nenhum nível	1,18[0,71-14,19]	0,05
Profissão		
Empregado	2,15[0,76-6,05]	0,08
Dona de casa	0,63[0,23-1,72]	0,19

Empreiteiro	0.00[Nd-Nd]	0,38
Cultivador	0.00[Nd-Nd]	0,49
Commergant	0,50[0,11-2,33]	0,20

Não se verificou uma associação estatisticamente significativa entre a cintigrafia óssea e o estádio TNM na avaliação inicial do cancro da mama.

Não se verificou uma associação estatisticamente significativa entre a realização de uma cintigrafia óssea e o tratamento durante a avaliação inicial do cancro da mama.

Tabela XXX: correlação entre o desempenho das cintilografias ósseas e o CEP

Variáveis	**OR (IC :95%)**	**Valor de p**
Cirurgia		
Sim	1,15[0,36-3,64]	0,42
Não	1	
Quimioterapia		
Sim	2,86[0,37-22,02]	0,15
Não	1	

> Relação entre exames cerebrais, caraterísticas sociodemográficas, estádio e tratamento do doente

Verificou-se uma associação estatisticamente significativa entre a realização de exames cerebrais e a residência rural e o nível de educação secundária e universitária na altura do exame inicial do cancro da mama, com um valor de P. de 0,01 e 0,04, respetivamente.

Quadro XXXII: Correlação entre o exame cerebral e as caraterísticas sociodemográficas durante o exame inicial do cancro da mama

Variáveis	**OR (IC :95%)**	**Valor de p**
Residência		
Rural	6,65[0,86-50,04]	**0,01**
Urbano	1	
Nível de educação		
Primário	1,01[0,38-2,65]	0,48
Secundário e universidade	2,33[0,90-6,01]	**0,04**
Nenhum nível	1,45[0,99-3,71]	0,32
Profissão		
Empregado	1,78[0,65-4,86]	0,13
Dona de casa	0,63[0,24-1,62]	0,1
Empreiteiro	0.00[Nd-Nd]	0,74
Cultivador	0.00[Nd-Nd]	0,45
Commergant	0,77[0,1-6,02]	0,45

Verificou-se uma associação estatisticamente significativa entre a TC cerebral e o estádio TNM 3 e 4 na avaliação inicial do cancro da mama, com um valor de P. de 0,03.
Verificou-se uma associação estatisticamente significativa entre a TAC cerebral e a quimioterapia durante a avaliação inicial do cancro da mama, com um valor de P. de 0,02.
Associação de doentes que foram submetidos ao exame inicial de extensão do cancro da mama entre scanner toracoabdomiopélvico + cintigrafia =16 doentes
Associação de doentes que foram submetidas a um exame inicial do cancro da mama entre ecografia abdominopélvica + radiografia do tórax + cintigrafia óssea = 0 doentes

4. DISCUSSÃO

4.1.Limites do estudo

O nosso estudo teve uma série de limitações na sua implementação. A qualidade dos dados foi afetada pela natureza retrospetiva do estudo e pelo preenchimento incompleto e deficiente manutenção dos registos médicos. Apesar destas limitações objectivas, obtivemos resultados que discutimos e comentamos à luz da literatura.

4.2.Idade

A idade média dos pacientes em nosso estudo foi de 48,53 anos, com extremos variando de 19 a 86 anos. A faixa etária mais comum foi a de 40 a 50 anos. Os nossos dados estão próximos dos de Sidibe no Mali (47,44%) [66] e dos de Kiendrebeogo et al [41] e Bambara et al [9] no Burkina Faso. Esta média de idades é superior à de Sinnadurai [67] na China (em 2019) e de Umoke et al [77] na Nigéria (em 2019), que era de 39,47 e 42,9 anos, respetivamente. O cancro da mama é diagnosticado mais frequentemente por volta dos 63 anos em França, segundo Dabakuyo-Yonli [20] (em 2020), e aos 63,4 anos nos Estados Unidos, segundo Kirkpatricket al. [42] (em 2021). Alguns estudos sugerem a existência de uma disparidade racial e étnica na idade de diagnóstico do cancro da mama nas mulheres [78,79]. As mulheres de cor têm mais probabilidades de desenvolver cancro da mama numa idade mais jovem do que as suas homólogas brancas [34,70]. Pensa-se que isto se deve a uma disparidade na exposição a factores de risco e, em grande medida, a desigualdades sociais e económicas subjacentes [29], que são muito acentuadas entre países em desenvolvimento e países industrializados [64].

A idade relativamente jovem de aparecimento do cancro da mama no nosso estudo poderia ser explicada pela juventude da população burquinense e pelo facto de as mulheres nesta idade (perimenopausa) já terem sido expostas a certos factores de risco de cancro, como a contraceção oral, o excesso de peso e o sedentarismo [64].

A saúde da população do Burkina Faso é influenciada por comportamentos relacionados com o estilo de vida e pelas alterações climáticas [52,53]. Além disso, as mulheres africanas que vivem em zonas urbanas são susceptíveis de perder os benefícios protectores da baixa exposição ao estrogénio, à medida que a sua paridade diminui, a sua primeira gravidez ocorre numa idade mais avançada e atingem a menopausa [49].

4.3.Antecedentes

No presente estudo, foi encontrada uma história familiar de cancro da mama em 4,38% das doentes. Esta taxa é inferior à de Anwar et al [5] na Indonésia (em 2019) e à de Bakkach et al [8] em Marrocos (em 2017), que foi de 15% e 22%, respetivamente. O cancro da mama é caracterizado por certas alterações genéticas (especialmente mutações nos genes BRCA 1 e 2) que são hereditárias e podem ser transmitidas de geração em geração [18,50]. Isto faz com que uma história familiar de cancro da mama seja um fator de risco importante para o cancro da mama [6]. A prevenção do cancro da mama seria melhorada se se procurasse na população em geral pessoas com uma história familiar de cancro da mama, através de um inquérito em grande escala, procurando anomalias genéticas neste grupo. O objetivo é identificá-las e monitorizar estes indivíduos através de rastreio e acompanhamento periódico especial.

4.4.Caraterísticas clínicas e histológicas

No estudo, a mama esquerda predominou com 48,21%. Os nossos resultados foram semelhantes aos de Bambara et al [9] , Delma no Burkina Faso [21] e Engbang et al [26] que encontraram o mesmo com 51,25%, 55% e 52%, respetivamente. No nosso estudo, o envolvimento tumoral foi unilateral em 96,02% dos casos. Este resultado está próximo dos de Umoke et al [77] na Nigéria (em 2019) e Bakkach et al [8] em Marrocos (em 2017), nos quais o envolvimento tumoral foi maioritariamente unilateral, com taxas respetivas de 87,3% e 100%. A natureza unilateral deveu-se a carcinomas infiltrantes do tipo inespecífico, que representaram a maioria dos tumores.
90,84 % [2,16]. Esta caraterística pode influenciar a sobrevivência dos doentes, no sentido em que os estudos sugerem que os cancros unilaterais têm um melhor prognóstico do que os cancros bilaterais que estão associados a uma mutação genética ou a um cancro mais agressivo [36,82].

4.5.Tipo histológico

O carcinoma infiltrativo não específico foi o tipo histológico mais comum, com 90,84%. Os nossos resultados são semelhantes aos de Bambara (93,75%) [9], Guindo no Mali [30], Soudre (86,96%) no Burquina Faso [69], Anwar et al. [5] na Indonésia (em 2019), Umoke et al. [77] na Nigéria (em 2019) e Aka et al [1] na Costa do Marfim (em 2021), a maioria dos quais relatou carcinoma infiltrante não específico, com taxas de 80%, 76,4% e 90,4%, respetivamente. Kirkpatrick et al [42], nos Estados Unidos (em 2021), também referiram o carcinoma infiltrante em 93,2 % dos casos. O carcinoma infiltrante não específico é o tipo histológico mais comum de cancro da mama [33]. Representa uma forma avançada de doença tumoral em comparação com o carcinoma in situ. A elevada proporção de carcinomas invasivos no nosso estudo pode ser explicada pela não adesão de certas mulheres em risco ao rastreio sistemático do cancro da mama, por várias razões. Muitas mulheres continuam a ser diagnosticadas numa fase precoce [11,19]. Esta situação pode ser explicada por factores socioculturais que favorecem o preconceito, a falta de informação sobre o cancro da mama e um itinerário terapêutico que começa com o recurso à medicina tradicional [76]. No entanto, os meios de diagnóstico só estão disponíveis nos hospitais, e geralmente nos centros urbanos. Este facto pode constituir um obstáculo à deteção precoce. Um baixo nível de educação, a falta de sensibilização para o cancro da mama, um conhecimento deficiente dos métodos de diagnóstico precoce, restrições financeiras e um acesso limitado aos cuidados de saúde são razões possíveis para este atraso no diagnóstico [27].

No estudo T3/T4 predominou com 85,06%, o que é comparável ao de Some no Burkina Faso, que encontrou 77% [68] e ao de Kemfang nos Camarões, que encontrou 77,25% [40]. No entanto, é superior à série de Maydouline em Casablanca (26,41%) [28]. O itinerário terapêutico dos doentes é fortemente afetado por crenças socioculturais sustentadas por um baixo nível de educação nas nossas populações. O desconhecimento da possibilidade de cura do cancro da mama, que continua a ser associado à morte, a estigmatização das doentes oncológicas e a não prática do auto-exame da mama são factores que contribuem para os longos tempos de consulta frequentemente registados na África Subsariana [22,49,56,76]. Isto explicaria a predominância de tumores em estádio T3/T4 com envolvimento de gânglios linfáticos, ou mesmo doença metastática, no momento do diagnóstico, tal como se verifica no nosso contexto africano [7].

4.6.Grau histopronóstico

Scarff Bloom e Richardson grau 2 modificado (mSBR) por Elston e Ellis foi o grau histopronóstico mais frequente com uma taxa de 69,32%. O nosso resultado está próximo do de Bakkach et al [8] em Marrocos (em 2017), que relataram um mSBR de grau 2 com uma taxa de 47,6%. No entanto, o nosso resultado difere do de Anwar et al [5] na Indonésia (em 2019), que constatou que a maioria das mSBRs era de grau 3, com uma taxa de 78,5%. O grau intermediário 2 permanece na maioria dos estudos relatados [8]. Os graus da mSBR dão uma ideia do grau de agressividade do tumor. Representa um fator histopronóstico obrigatório nos relatórios de anatomia patológica. O grau SBRm II encontrado no estudo está relacionado com o facto de o carcinoma infiltrante inespecífico ter sido o tipo histológico mais frequente encontrado, com uma taxa de 90,84%. Além de ser o mais frequente, o carcinoma infiltrante inespecífico é um tumor agressivo. A sua agressividade está associada a uma elevada frequência de cancros indiferentes (graus II e III) e a uma maior insensibilidade do tumor às hormonas (ausência de receptores de astrogénio) [19].

4.7.Aspectos terapêuticos

4.7.1. Cirurgia

No nosso estudo, 72,*2%* foram submetidos a cirurgia. A cirurgia foi radical na maioria dos casos. Tratou-se de uma mastectomia associada à dissecção de gânglios linfáticos em 71,12% dos casos. Os nossos resultados são comparáveis aos de Anwar et al [5] na Indonésia (em 2019), em que a cirurgia radical (mastectomia mais curativo axilar) foi realizada em 84% dos casos. Os nossos resultados poderiam ser explicados pelo facto de a maioria das mulheres já estar perto da menopausa e já não ter muito interesse em manter a mama afetada. De facto, a idade está associada à escolha do tipo de cirurgia. As mulheres mais jovens continuam apegadas às alterações da sua imagem corporal devido às exigências da vida conjugal. Elas têm maior procura por cirurgia conservadora do que as pacientes mais velhas. Verificámos também que o tamanho do tumor está associado ao tipo de cirurgia. A cirurgia conservadora incide sobre tumores de dimensão inferior ou igual a 3 cm, com um rácio tumor/volume mamário baixo. O desenvolvimento da senologia poderia permitir oferecer melhores cuidados, combinando uma melhor sobrevivência e qualidade de vida. A dissecção axilar foi associada a uma cirurgia radical. O estádio avançado ao diagnóstico, com invasão linfonodal axilar, justificou a sua prática rotineira no nosso contexto. A cirurgia do linfonodo sentinela requer uma plataforma técnica bastante especial. No entanto, reduziria as complicações associadas à dissecção linfonodal, que teria menos indicações [83].

4.7.2. Radioterapia

A radioterapia reduziu o risco absoluto de recidiva loco-regional em 15,7% e o risco absoluto de morte em 3,8% [48]. No entanto, apenas 14 doentes beneficiaram deste tratamento. Esta baixa taxa no nosso estudo deve-se ao facto de o Burkina Faso só ter inaugurado o seu primeiro centro de radioterapia em 2021 [22]. Antes disso, os pacientes eram obrigados a deslocar-se para fora das nossas fronteiras, para países com melhores instalações técnicas, para efetuar o tratamento de radioterapia. Esta opção, que aumentava o custo do tratamento, estava fora do alcance da maioria dos pacientes.

4.7.3. Quimioterapia

Na nossa série, 84,26% receberam quimioterapia neoadjuvante e adjuvante. Os protocolos mais frequentemente utilizados foram o AC60, o FAC e o taxano. Esta taxa está próxima das de Anwar et al [5] na Indonésia (em 2019) e de Bakkach et al [8] em Marrocos (em 2017), que foram de 68,6% e 61,7%, respetivamente.

4.8.Diagnóstico por imagem

A mamografia e a ecografia mamária são a norma de ouro para a deteção precoce do cancro da mama. São o instrumento de diagnóstico que reduziu a mortalidade por cancro da mama no Ocidente [55,65]. Infelizmente, no nosso contexto, o rastreio sistemático continua a ser um projeto nacional e o rastreio individual é reservado às mulheres com meios financeiros e educação. Para além dos 5 casos de lesões ulceradas necróticas que não necessitaram de investigação diagnóstica, foram realizados exames imagiológicos de diagnóstico em 99% dos casos da nossa série. De acordo com a classificação da Sociedade Americana de Radiologia (ACR), amplamente utilizada pelos radiologistas, a biópsia é necessária logo que a massa seja classificada como BIRADS 4 ou superior [13;32;55;61:65;]. As massas classificadas como BIRADS 3 são consideradas potencialmente benignas, mas requerem vigilância radiológica, sem obrigação imediata de solicitar uma biópsia [4, 55]. Para as lesões BIRADS 4 e 5, a taxa de malignidade é superior a 70% [13, 61]. No nosso estudo, 93,62% dos cancros diagnosticados foram classificados como BIRADS 4 ou 5 na imagiologia. Este facto atesta a capacidade da imagiologia médica para detetar a grande maioria das lesões cancerosas [39]. No entanto, os tumores inicialmente classificados como BIRADS 3 (5,38%), biopsados devido ao seu aspeto clínico ou à história da paciente, revelaram-se verdadeiros cancros da mama. No contexto burquinense, pensa-se que estas discrepâncias se devem a um domínio inadequado da classificação BIRADS ou a especificidades africanas, que sugerem que um maior número de cancros parece benigno na radiologia [55]. Vários factores podem explicar os erros de interpretação referidos na literatura [10,14,59,61]. Em 42% dos casos, estes erros são devidos a erros de perceção, em 15% a erros de interpretação e em 4% a mau desempenho das imagens radiológicas [61]. Em 10% dos casos, devem-se a caraterísticas anormais das lesões, em 9% a erros na sistematização da deteção das lesões e em 7% à qualidade limitada do equipamento de mamografia [61]. Factores como a desatenção, a fadiga e a falta de experiência são também importantes [61]. Estudos efectuados em Maryland nos EUA e nos Países Baixos mostraram que existe uma variabilidade considerável inter e intra-observador na utilização do léxico BIRADS para a interpretação de mamografias [10,75]. Dado o papel central desempenhado pelos exames radiológicos no diagnóstico do cancro da mama, apenas os médicos com formação específica em imagiologia mamária deveriam ser autorizados a realizar e interpretar imagens mamárias, o sistema de dupla leitura deveria ser introduzido e apenas os equipamentos homólogos deveriam ser autorizados no Burkina Faso. Com a disponibilidade local de cursos de formação para especialistas em radiodiagnóstico e imagiologia médica, temos cada vez mais radiologistas. Esta é uma grande vantagem para a introdução da dupla leitura. O BIRADS, iniciado pelo ACR, foi adotado pela maioria dos países e facilita muito o tratamento do cancro da mama [14,32,65,75]. No entanto, a sua aplicação óptima exige uma formação específica do radiologista em imagiologia mamária [14]. Tal como nos países desenvolvidos, deve ser introduzido um sistema de acreditação para a imagiologia mamária e a garantia de qualidade da mamografia e da ecografia.

4.9.Avaliação da extensão

O cancro da mama é uma doença loco-regional e generalizada. Estas caraterísticas implicam que a extensão deve ser avaliada antes do início de qualquer tratamento. De acordo com a versão de março de 2016 do referencial da Assistance Publique des Hopitaux de Paris (AP HP) [65], as 03 opções de avaliação da extensão são - radiografia do tórax combinada com ecografia abdominal e cintigrafia óssea; - tomografia computorizada toraco-abdominopélvica combinada com cintigrafia óssea; - FDG PET scan.

No contexto do nosso trabalho, a cintigrafia não é realizada com frequência; apenas 16 doentes (3,19%) foram submetidos a cintigrafia e não estão disponíveis exames PET. [e]Nenhuma destas três opções, a radiografia de tórax combinada, a ecografia abdominal e a cintigrafia, foi realizada por nenhum dos doentes, e para a segunda opção, a cintigrafia combinada toracoabdominopélvica combinada com cintigrafia, apenas 16 doentes (3,19%) a realizaram. No entanto, verificámos que 388 doentes (77,29%) realizaram um exame toraco-abdominopélvico, a ecografia abdominal representou 277 doentes (55,18%) e a radiografia torácica 256 doentes (51%), o que explica a pouca frequência da cintigrafia na nossa prática. A TAC toraco-abdomino-pélvica foi o exame mais efectuado no nosso estudo, com 77,29%, o que é muito superior aos resultados de Koama et al, que encontraram uma taxa inferior a 30%[43]. O nosso estudo mostrou que os doentes com níveis de educação e estatuto socioeconómico mais elevados tinham maior probabilidade de realizar este exame. A combinação de ecografia abdominopélvica e radiografia torácica foi realizada em mais de metade dos nossos casos. A extensão do trabalho depende do estádio do tumor e não é sistemática. Não é necessário no caso de tumores T1N0 e T1N1; é discutido no caso de tumores T2N0 e T2N1 e dependeria do ponto de interesse clínico [65]. É também de salientar que alguns dos doentes em que foi solicitada a extensão do estudo não a puderam efetuar por falta de recursos financeiros. Os nossos doentes eram metastáticos em 38,05% dos casos. Trata-se de uma taxa elevada e mostra a necessidade de sensibilizar as mulheres para a necessidade de uma consulta precoce.

CONCLUSÃO

A imagiologia desempenha um papel importante no tratamento do cancro da mama no nosso contexto. A mamografia é a técnica de imagiologia de referência para a deteção precoce do cancro da mama na população em geral. É frequentemente combinada com a ecografia mamária para uma exploração complementar das lesões mamárias. O cancro da mama é uma doença local e generalizada. Estas caraterísticas obrigam a avaliar a sua extensão antes de iniciar qualquer tratamento. Uma vez que a PET não está disponível no Burkina Faso, a cintigrafia não é muito utilizada e os exames toraco-abdomino-pélvicos são difíceis de efetuar em alguns doentes com baixos rendimentos, o que limita os médicos na prescrição de uma avaliação inicial da extensão convencional, que continua a ser a chave para iniciar um tratamento adequado. O cancro da mama é um verdadeiro problema de saúde pública em todo o mundo e no Burkina Faso. Por conseguinte, é importante tomar medidas para reduzir as taxas de morbilidade e mortalidade associadas a esta doença.

SUGESTÕES

Ao Ministro da Saúde e da Higiene Pública

- Acelerar a execução do plano estratégico para o cancro 2021 2025;
- Incentivar a realização de reuniões de consulta pluridisciplinares;
- Tornar operacional o seguro de saúde universal;
- Subsidiar a quimioterapia;
- Tornar operacionais os centros oncológicos existentes em Ouagadougou e Bobo-Dioulasso;
- Reforçar os meios técnicos dos serviços de imagiologia e de radiodiagnóstico dos hospitais universitários para otimizar as avaliações da extensão;
- Disponibilização de scanners PET nos hospitais universitários do Burkina Faso;

Às sociedades científicas

- Organizar seminários de formação sob a forma de cursos de pós-graduação (EPU) sobre a imagiologia do cancro da mama em geral e sobre a avaliação inicial e o seguimento do cancro da mama em particular;

Aos Diretores Gerais do CHU e do Hospital Protestante de Schiphra

- Registos electrónicos dos doentes;
- Melhorar as competências dos radiologistas em imagiologia biológica;

Aos doentes

- Rastreio regular do cancro da mama;
- Consulte-nos se detetar a mais pequena anomalia ou se tiver dúvidas;

REFERÊNCIAS

1. Aka E, Horo A, Koffi A, Fanny M, Didi-Kouko C, Nda G, et al. Experiência africana de um único centro de gestão personalizada do cancro da mama em Abidjan: desafios e perspectivas. Gynecol Obstet Fertil Senol. 2021;49(9):684- 90.

2. Alkabban FM, Ferguson T. Cancro da mama. Em: StatPearls [Online]. Treasure Island (FL): StatPearls Publishing; 2022 [acedido em 3 de março de 2022]. Disponível em: http://www.ncbi.nlm.nih.gov/books/NBK482286/

3. ANGLADE, E. As biópsias mamárias: indicações e critérios de qualidade. Journal de Radiologie, 2005, vol. 86, no 10, p. 1398.

4. Anne Tardivon. Imagerie de la femme, senologie ; Editions Lavoisier, Annee 2015, P.545.

5. Anwar SL, Raharjo CA, Herviastuti R, Dwianingsih EK, Setyoheriyanto D, Avanti WS, et al. Perfis patológicos e desafios de gestão clínica do cancro da mama emergente em mulheres jovens na Indonésia: um estudo de base hospitalar. BMC Women Health. 2019;19(1):1-28.

6. Ataollahi M, Sharifi J, Paknahad M, Paknahad A. Cancro da mama e factores associados: uma revisão. J Med Life. 2015;8(4):6- 11.

7. Ba DM, Ssentongo P, Agbese E, Yang Y, Cisse R, Diakite B, Traore CB, Kamate B, Kassogue Y, Dolo G, Dembele E, Diallo H, Maiga M. Prevalência e determinantes do rastreio do cancro da mama em quatro países da África Subsariana: um estudo de base populacional. BMJ Open. 1 de outubro de 2020;10(10):e039464.

8. Bakkach J, Mansouri M, Derkaoui T, Loudiyi A, Fihri M, Hassani S, et al. Caraterísticas clinicopatológicas e prognósticas do cancro da mama em mulheres jovens: uma série do Norte de Marrocos. BMC Women Health. 2017;17(1):1-106.

9. Bambara HA, Zoure AA, Sawadogo AY, Ouattara AK, Ouedraogo NLM, Traore SS, Bakri Y, Simpore J. Cancro da mama: perfil descritivo de 80 mulheres que frequentam os cuidados de cancro da mama no Departamento, Pan Afr Med J 2017.

10. Berg WA, Campassi C, Langenberg P, Mary J. Sexton. Breast Imaging Reporting and Data System Inter- and Intraobserver Variability in Feature Analysis and Final Assessment. American Journal of Roentgenology. 2000;174: 1769-1777. Doi: 10.2214/ajr.174.6.1741769

11. Boxshall M, Kiendrebeogo JA, Kafando Y, Tapsoba C, Straubinger S, Metangmo PM. Apresentação da Política de Cuidados de Saúde Gratuitos no Burkina Faso. Washington DC: Investigação sobre Saúde e Desenvolvimento e

ThinkWell; 2020 p. 1- 75

12. Brunotte F, Berriolo-Riedinger A, Cochet A, Toubeau M, Dygai-Cochet I, Riedinger JM. Place de l'imagerie dans revaluation de l'efficacite des traitements dans le cancer du sein. Medecine Nucl. 2010;34(1):58-65.

13. Burnside ES, Sickles EA, Bassett LW et al. The ACR BI-RADS Experience: Learning From History J Am Coll Radiol. 2009 Dec; 6(12): 851-860. doi: 10.1016/j.jacr.2009.07.023

14. Cambier L. Comment j'interprete une mammographie de depistage (mammotest). J Radiol 2002, 81 ;521- 528.

15. Cheng S-A, Liang L-Z, Liang Q-L, Huang Z-Y, Peng X-X, Hong X-C, et al. A lateralidade e o subtipo molecular do cancro da mama partilham provavelmente um fator de risco comum. Investigação sobre gestão do cancro. Dove Press; 2018;10:6549- 54.

16. Cohen-Haguenauer O. Predisposição hereditária para o cancro da mama. Med Sci. 2019;35(2):138- 51.

17. Conselho de Ministros. Decreto n°2016-311-PRES/PM/MS/MATDSI/MINEFID, de 29 de abril de 2016, sobre a assistência gratuita às mulheres e às crianças com menos de cinco anos que vivem no Burkina Faso. BFA-2016-R-104122 29 de abril de 2016 p. 1- 2.

18. Dabakuyo-Yonli S, Arveux P. Epidemiologia do cancro da mama. Rev Prat. 2020;70(7):726- 9.

19. Delma S. Apport de la chimiotherapie dans la prise en charge des cancers du sein dans trois structures sanitaires publiques de la ville de Ouagadougou, Burkina Faso: a propos de 65 cas. These de Doctorat d'etat en medecine, université de Ouagadougou BURKINA FASO. 2011; p. 146.

20. Dem A, Traore B, Dieng MM, Diop PS, Ouajdi T, Lalami MT, Diop M, Dangou JM, Toure P. Les cancers gynecologiques et mammaires a l'Institut du cancer de Dakar. Cah Detudes Rech Francoph Sante. 2 Sept 2008;18(1):25-9.

21. Doudouh A, Biyi A, Oufroukhi Y, Zekri A. Place de la scintigraphie osseuse au MDP-Tc99m dans le bilan d'extension initiale du cancer du sein (etude d'une serie de 102 malades). Medecine Nucl. 2008;32(11):585-8.

22. Dujoncquoy S, Migeot V, Gohin-Perio B. Dujoncquoy S, Migeot V, Gohin-Perio B. Information sur le depistage organisé du cancer du sein: etude qualitative aupres des femmes et des medecins en Poitou-Charentes. Sante Publique 2006; 4(18) :533-47.

23. Engbang JPN, Essome H, Koh VM, Simo G, Essam JDS, Mouelle AS, Essame JLO. Cancro da mama nos Camarões, perfil histo-epidemiológico: cerca de 3044 casos. Pan Afr Med J [Internet]. 2015 [citado 12 Out 2023];21(1). Disponível em: https://www.ajol.info/index.php/pamj/article/view/132963

24. Eric Barthelme histoire de la notion du cancer Histoire des Sciences medicales 15, 167-172, 1981.
25. Espina C, McKenzie F, dos-Santos-Silva I. Atraso na apresentação e diagnóstico do cancro da mama em mulheres africanas: uma revisão sistemática. Anais de Epidemiologia. 2017;27(10):659- 71
26. Fouhi ME, Benider A, Gaëtan KZA, Mesfioui A. Perfil epidemiológico e anatomopatológico do câncer de mama no CHU Ibn Rochd, Casablanca. Pan Afr Med J. 9 de setembro de 2020; 37: 41.
27. Gehlert S, Hudson D, Sacks T. Uma abordagem teórica crítica às disparidades do cancro: o cancro da mama e os determinantes sociais da saúde. Front Public Health. 2021;9:674736.
28. Guindo F. Cancro da mama em mulheres com menos de 40 anos no Mali: aspectos epidemiológicos, histopatológicos e imunohistoquímicos. [Internet] [Tese]. Universite des Sciences, des Techniques et des Technologies de Bamako; 2022 [citar 13 Out 2023]. Disponível em: https://www.bibliosante.ml/handle/123456789/5736
29. Haas BM, Kalra V, Geisel J, et al. Comparação entre a tomossíntese e a mamografia digital e a mamografia digital isolada para o rastreio do cancro da mama. Radiology. 2013;269(3):694-700.
30. Haute Autorite de Sante (HAS): rastreio e prevenção do cancro da mama. fevereiro de 2015. https://www.hassante.fr/portail/jcms/c_2024559/fr/depistage-et- prevention-du-cancer-du-sein
31. Hicks DG, Lester SC. Carcinoma ductal invasivo (adenocarcinomas sem tipo especial). In: Hicks DG, Lester SC, editores. Diagnostic pathology: breast . 2a ed. Filadélfia: Elsevier; 2016. p. 238-47
32. Hirko KA, Rocque G, Reasor E, Taye A, Daly A, Cutress RI, et al. O impacto da raça e da etnia no cancro da mama - disparidades e implicações para a oncologia de precisão. BMC Medicine. 2022;20(1):1-72.
33. Ibrahim NY, Sroor MY, Darwish DO. Impacto do cancro da mama bilateral no prognóstico: tumores síncronos versus metacrónicos. Asian Pac J Cancer Prev. 2015;16(3):1007- 10.
34. Instituto Nacional de Estatística e Demografia do Burkina Faso (INSD). Anuário estatístico 2020, novembro de 2021, 362 páginas.
35. Instituto Nacional do Cancro. Factores de risco do cancro da mama. www.e- cancer.fr, consultado em 01/09/2023
36. Kamga J, Moifo B, Sando Z, Guegang Goudjou E, Nko'o Amvene S, Gonsu Fotsin J. Fiabilidade dos utilizadores da classificação BI-RADS num ambiente tropical para a previsão de malignidade das lesões mamárias , ano 2013, p. 439 -444.

37. Kemfang. N. D, Ebune J.L, Ngassam A, Atangana J, Kabeyene A, Kasia J.M. Caraterísticas clínico-histopatológicas e marcadores moleculares do cancro da mama num grupo de doentes do Hospital Geral de Yaoundé - Camarões. J Afr Cancer Afr J Cancer. 1 Ago 2015;7(3):108-12.

38. Kiendrebeogo IT, Zoure AA, Sorgho PA, Yonli AT, Djigma FW, Ouattara AK, Sombie HK, Tovo SF, Yelemkoure ET, Bambara AH, Sawadogo AY, Bakri Y, Simpore J. Glutationa S-transferase M1 (GSTM1) e T1 (GSTT1) variantes e risco de cancro da mama no Burkina Faso. Biomol Concepts. 1 Jan 2019;10(1):175-83.

39. Kirkpatrick DR, Markov NP, Fox JP, Tuttle RM. Initial surgical treatment for breast cancer and the distance traveled for care. Am Surg. 2021;87(8):1280- 6.

40. KOAMA A, Ouedraogo P.A, DAO BEN A, OUEDRAOGO N.A.N, TIEMTORE KAMBOU B M A, ZONGO N. Apport de la radiologie dans la prise en charge diagnostique et therapeutique des cancers du sein en milieu Burkinabe a propos de 219 cas, annale de I'universite Joseph Ki ZERBO _ serie D , vol 024, Juillet 2020.

41. LAHLAIDI. A Anatomia topográfica - Aplicações anatómicas e cirúrgicas, volume III Ibn Sina book, 1986, p. 1 -315.

42. Larra F. Manuel de cancerologie. Doin editeur Paris 1984; 239p

43. LEFRANC J.P. História dos tratamentos do cancro da mama. Serviço de cirurgia ginecológica. 1ª edição 1986: p57-61.

44. Os cancros do seio da mulher com menos de 40 anos na cidade de Ouagadougou: Aspectos epidemiológicos, clínicos e terapêuticos, a propósito de 40 casos. [Tese de doutoramento em medicina]. Ouagadougou: Universite Pr Joseph KI Zerbo; 2011, tese n°218.

45. Lotersztajn N, Hequet D, Mosbah R, Rouzier R. Place du traitement chirurgical locoregional chez les patients présentant un cancer du sein metastatique d'emblee. Gynecologie Obstetrique Fertil. 1 Abr 2015;43(4):304-8.

46. Ly M, Antoine M, André F, Callard P, Bernaudin JF, Diallo DA. Le cancer du sein chez la femme de l'Afrique subsaharienne: etat actuel des connaissances. Bull Cancer (Paris). 2011;98(7):797-806.

47. Majeed W, Aslam B, Javed I, Khaliq T, Muhammad F, Ali A, et al. Cancro da mama: principais factores de risco e desenvolvimentos recentes no tratamento. Asian Pac J Cancer Prev. 2014;15(8):3353- 8.

48. Ministério da Saúde do Burkina Faso. Anuário estatístico 2020 , abril de 2021,148páginas.

49. Ministério da Saúde. Perfil de saúde abrangente do Burkina Faso. Burkina Faso: OMS; 2017 p. 1- 50.

50. Ministério da Saúde. Relatório da enquete nacional sobre a prevalência dos principais factores de risco comuns às doenças não transmissíveis no Burkina Faso: enquete Passos 2013. Burkina Faso : OMS CEDEAO; 2014 p. 1- 81.
51. N'de Ouedraogo NA, Napon M, Kambou Tiemtore BMA et al. Nódulos mamários com aspeto radiológico benigno em Ouagadougou (Burkina Faso): microbiópsia ou acompanhamento? Nódulos mamários com aspeto radiológico benigno em Ouagadougou (Burkina Faso): microbiópsia ou monitorização? J Afr Imag Med 2018; 10(2):
52. N'Koua-M'Bon J-B, Bambara AT, Moukassa D, Gombe-Mbalawa C. Caraterísticas clínicas e evolutivas do cancro da mama inflamatório em Brazzaville. Bull Cancer (Paris). 1 de fevereiro de 2013;100(2):147-53
53. NETTER.F.H, KAMINA.P Atlas de anatomia humana. 4 eme edition-Masson ;annee 2009 p.1- 552.
54. NIZARDJ Cancerologia ginecológica e obstétrica. www.laconferencehippocrate.com, consultado em 06 de setembro de 2023
55. Organização Mundial de Saúde . Quadro para a implementação da iniciativa mundial contra o cancro da mama: avaliar, reforçar e aumentar a deteção precoce e a gestão do cancro da mama: um resumo das políticas. 2023;
56. Organização Mundial de Saúde (OMS). Frequência e causa dos erros no diagnóstico do cancro. outubro de 2005.http:/ /www.interscience.wiley.co m/cancer-. Acedido em 04 de abril de 2018.
57. Organização Mundial de Saúde. Quadro para a implementação da iniciativa mundial contra o cancro da mama: avaliar, reforçar e aumentar a deteção precoce e a gestão do cancro da mama: um resumo das políticas. 2023.
58. Palazzetti V, Guidi F, Ottaviani L, et al. Análise de erros de diagnóstico mamográfico em clínica de mama. Radiol Med. 2016; 121(11):828-833.
59. [e]**Pierre Kamina** anatomie climique tome III 3 edition maloine 27, rue l ecole de medecine -75006 Paris, 2009.
60. PONS.J. Y Abrege de senologie - Edition Masson Paris 1985. P.1 -165.
61. Programa das Nações Unidas para o Desenvolvimento. Relatório de Desenvolvimento Humano 2019 - para além dos rendimentos, das médias e do presente: desigualdades de desenvolvimento humano no século XXI. Nova Iorque: PNUD; 2019 pp. 1- 410.
62. Diretrizes AP-HP. Cancro do Mar. março de 2016. P.1 -36.
63. Sidibe Y. Sobrevivência de mulheres com cancro da mama no Mali: análise de uma coorte de 124 casos tratados no Centre Hospitalo-Universitaire du Point-G de janeiro de 2007 a outubro de 2010. 2015 [citar 12 de outubro de 2023]; Jornal Maliano de Ciência e Tecnologia 66-79, 2019.
64. Sinnadurai S, Kwong A, Hartman M, Tan EY, Bhoo-Pathy NT, Dahlui

M, et al. Cirurgia conservadora da mama versus mastectomia em mulheres jovens com cancro da mama em contextos asiáticos. BJS Open. 2019;3(1):48-55. nt de Cirurgia Geral e Digestiva do CHU-YO. Pan Afr Med J. 26 de dezembro de 2017;28:314.

65. **Some.O.R, Bague.A.H, Konkobo.D, Hien D, Dembele A, Belemlilga.G.L.H, Konsegre.V et Zongo.N.** Le Cancer du Sein a Bobo-Dioulasso, Burkina Faso : Resultats de la Prise en Charge. Tech Sci Press. 4 Jan 2022;

66. **SOUDRE.** Profil des marqueurs tumoraux circulants CA 15-3 et ACE au cours de la chimiotherapie du cancer du sein a Ouagadougou (Burkina Faso). [Ouagadougou]: UNIVERSITE Joseph KI-ZERBO; 2020.

67. **Stapleton SM, Oseni TO, Bababekov YJ, Hung Y-C, Chang DC.** Distribuição por raça/etnia e idade do diagnóstico de cancro da mama nos Estados Unidos. JAMA Surgery. 2018;153(6):594- 5.

68. **Sun Y-S, Zhao Z, Yang Z-N, Xu F, Lu H-J, Zhu Z-Y, et al.** Factores de risco e prevenção do cancro da mama. Int J Biol Sci. 2017;13(11):1387- 97.

69. **Sung H, Ferlay J, Siegel RL, Laversanne M, Soerjomataram I, Jemal A, et al.** Estatísticas globais de câncer 2020: estimativas GLOBOCAN de incidência e mortalidade em todo o mundo para 36 cânceres em 185 países. CA Cancer J Clin. 2021;71(3):209-49.

70. **Taourel P**. MRI assessment of diagnostic breast cancer: Journal Radiologique. 87(10):1222,2006.

71. **THOMASSIN-PIANA J, JALAGUIER-COUDRAY Aurelie, COHEN Monique**, et al. Lesions histologiques mammaires a risque: clasRsification actuelle et prise en charge. Imagerie de la Femme, 2017, vol. 27, no 2, p. 138-142.

72. **Timmers JMH, Van DoorneNagtegaal HJ, Zonderland HM et al.** The Breast Imaging Reporting and Data System (BI-RADS) in the Dutch breast cancer screening programme: its roleas an assessment and stratification tool. Eur Radiol (2012) 22:1717-1723DOI 10.1007/s00330-012-2409-2

73. **Toure M, Nguessan E, Bambara AT, Kouassi YKK, Dia JML, Adoubi I.** Factores relacionados com o diagnóstico tardio do cancro da mama na África Subsariana: o caso da Costa do Marfim. Gynecologie Obstetrique Fertil. 1 Dez 2013;41(12):696-700.

74. **Umoke IC, Garba ES.** Cancro da mama no centro-norte da Nigéria: desafios para um bom resultado de gestão. Int Surg J. 2019;6(9):3105- 10.

75. V. Juhan, P. Siles, S.Coze, **Cancro do seio: sobre o diagnóstico, sobre o tratamento**, Fait-on trop de micro- ou de macro biopsies ? p 61-66.

76. **Williams F, Thompson E.** Disparidades no estágio do câncer de mama no diagnóstico: importância da raça, pobreza e idade. J Health Dispar Res Pract.

2017;10(3):34- 45.
77. Wilson J, Sule AA. Disparidade na deteção precoce do cancro da mama. In: StatPearls [Online]. Treasure Island (FL): StatPearls Publishing; 2022 [acedido em 2022, 12 de março]. Disponível em: http://www.ncbi.nlm.nih.gov/books/NBK564311/
78. WORLD HEALTH ORGANIZATION, et al. Global breast cancer initiative implementation framework: assessing, strengthening and scaling-up of services for the early detection and management of breast cancer. Organização Mundial de Saúde, 2023.
79. Zanga S, Napon M, OUATTARA B, Diallo O, Mare V, BAMOUNI Y, et al. Rastreio mamográfico e dificuldades de diagnóstico das doenças da mama no hospital universitário Yalgado Ouedraogo (Chu-Yo) de Ouagadougou. Sci Sante. 2017;40(2).
80. Zeeneldin AA, Ramadan M, Elmashad N, Fakhr I, Diaa A, Mosaad E. Lateralidade do cancro da mama em pacientes egípcias e sua associação com tratamentos e sobrevivência. J Egypt Natl Canc Inst. 2013;25(4):199- 207.
81. Zongo N, Millogo-Traore FDT, Bagre SC, Bague AH, Ouangre E, Zida M, et al. Place de la chirurgie dans la prise en charge des cancers du sein chez la femme au centre hospitalier universitaire Yalagdo Ouedraogo : A propos de 81 cas. Pan Afr Med J 2015; 22: 117. Pan Afr Med J. 2015;22:117.

ICONOGRAFIA

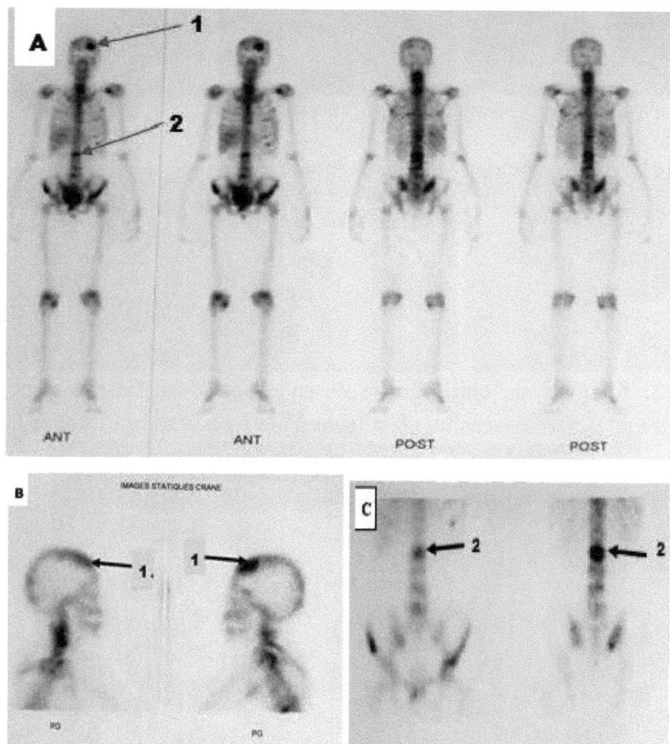

Figura 11: Cintigrafia óssea com tecnécio-99 (99mTch) de uma mulher de 45 anos de idade com cancro da mama, no âmbito da sua avaliação inicial da extensão, mostrando metástases ósseas no crânio **(1)** e na coluna lombar em L2 **(2)**.

Fonte: Departamento de Medicina Nuclear CHU-Yalgado OUEDRAOGO **A:** Vista de conjunto de todo o esqueleto; **B:** Esqueleto do crânio **C:** Esqueleto da coluna vertebral; **1:** Hiperfixação do radiotraçador no osso frontal em relação à metástase; **2:** Hiperfixação do radiotraçador na vértebra lombar L2 em relação à metástase.

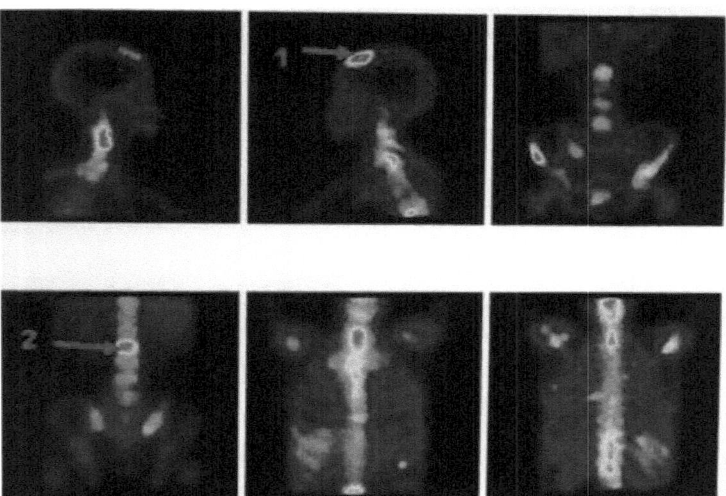

Figura 12: Imagens de cintilografia óssea a cores do mesmo doente acima, mostrando metástases ósseas no osso frontal (1) e na vértebra lombar L2 (2).

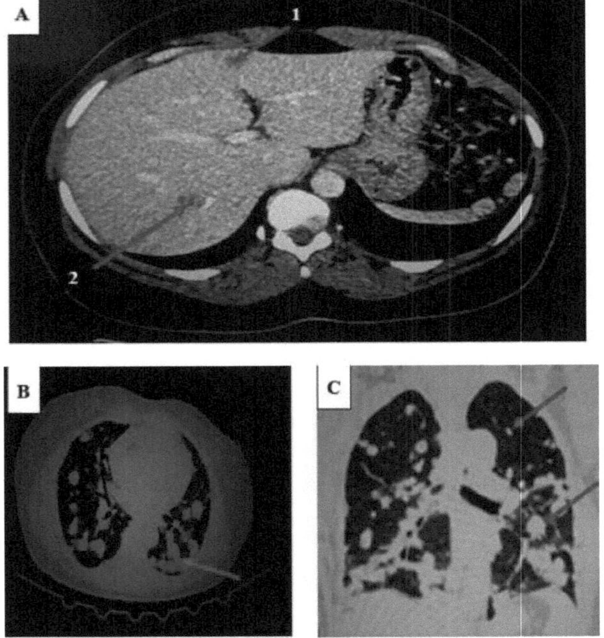

Figura 13: Tomografia computadorizada toraco-abdomino-pélvica de uma mulher com cancro da mama como parte do seu trabalho de extensão inicial, mostrando metástases hepáticas (A) e pulmonares (B e C).

A: Secção axial do fígado no tempo portal mostrando nódulos hipodensos nos segmentos IV **(1)** e VII **(2)** associados a metástases hepáticas.
B e C: Corte axial do tórax (B) em janela parenquimatosa com reformatação coronal (C) mostrando múltiplos nódulos pulmonares de tamanho variável (setas vermelhas) dando uma imagem de "laceração em balão" em relação às metástases pulmonares.

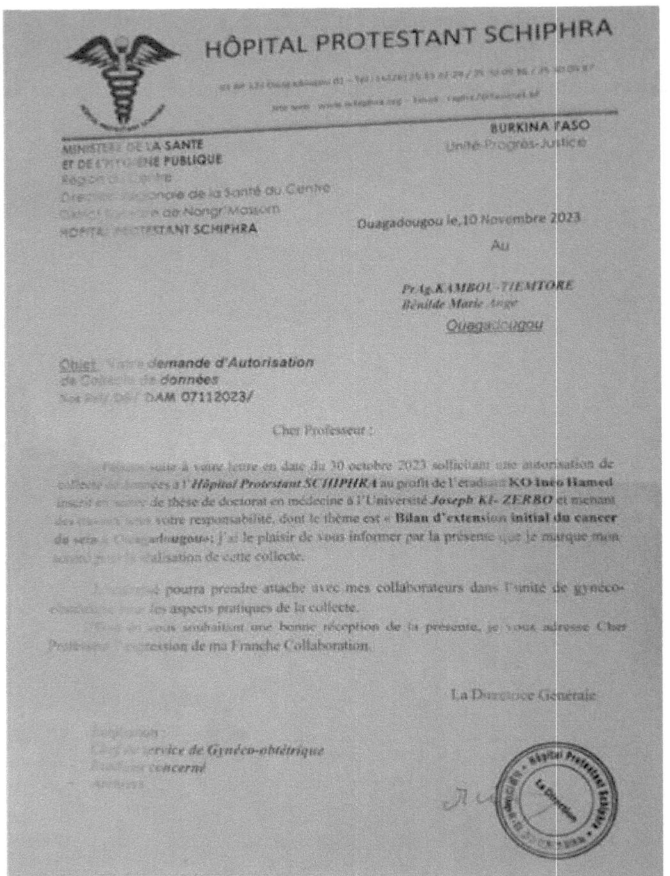

HÔPITAL PROTESTANT SCHIPHRA

MINISTERE DE LA SANTE
ET DE L'HYGIENE PUBLIQUE
Région du Centre
Direction Régionale de la Santé du Centre
District Sanitaire de Nongr'Massom
HOPITAL PROTESTANT SCHIPHRA

BURKINA FASO
Unité-Progrès-Justice

Ouagadougou le,10 Novembre 2023

Au

Pr.Ag.KAMBOU-TIEMTORE
Bénilde Marie Ange
Ouagadougou

Objet : [illegible] demande d'Autorisation de Collecte de données
[illegible] DAM 07112023/

Cher Professeur :

[illegible] suite à votre lettre en date du 30 octobre 2023 sollicitant une autorisation de collecte de données à l'***Hôpital Protestant SCHIPHRA*** au profit de l'étudiant **KO Inéo Hamed** inscrit en année de thèse de doctorat en médecine à l'Université ***Joseph KI- ZERBO*** et menant des travaux sous votre responsabilité, dont le thème est « **Bilan d'extension initial du cancer du sein à Ouagadougou»**; j'ai le plaisir de vous informer par la présente que je marque mon accord pour la réalisation de cette collecte.

L'intéressé pourra prendre attache avec mes collaborateurs dans l'unité de gynéco-obstétrique pour les aspects pratiques de la collecte.

Tout en vous souhaitant une bonne réception de la présente, je vous adresse Cher Professeur l'expression de ma Franche Collaboration.

La Directrice Générale

Ampliation :
- *Chef de service de Gynéco-obstétrique*
- *Etudiant concerné*
- Archives

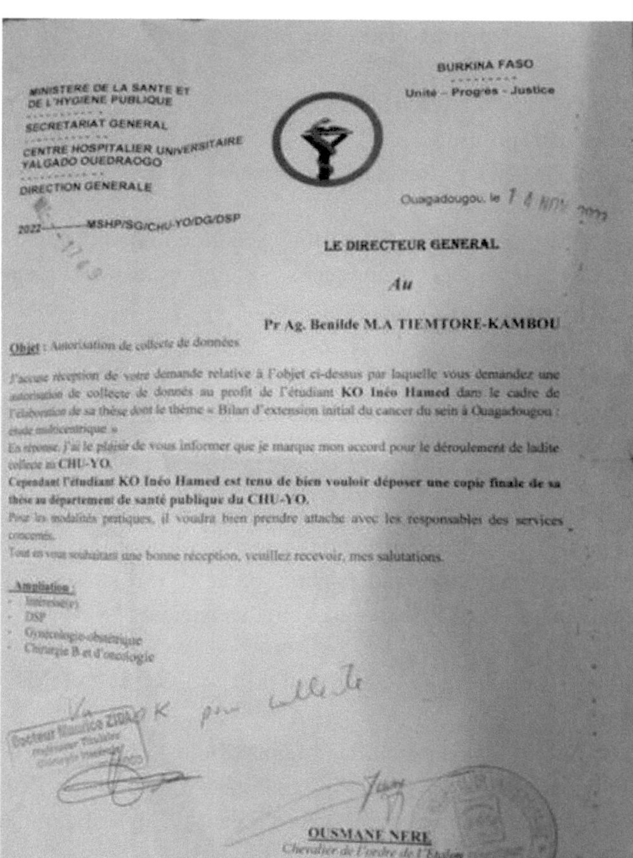

MINISTERE DE LA SANTE ET DE L'HYGIENE PUBLIQUE

SECRETARIAT GENERAL

CENTRE HOSPITALIER UNIVERSITAIRE YALGADO OUEDRAOGO

DIRECTION GENERALE

2022-_______MSHP/SG/CHU-YO/DG/DSP

BURKINA FASO

Unité – Progrès – Justice

Ouagadougou, le 14 NOV 2022

LE DIRECTEUR GENERAL

Au

Pr Ag. Benilde M.A TIEMTORE-KAMBOU

Objet : Autorisation de collecte de données

J'accuse réception de votre demande relative à l'objet ci-dessus par laquelle vous demandez une autorisation de collecte de donnés au profit de l'étudiant **KO Inéo Hamed** dans le cadre de l'élaboration de sa thèse dont le thème « Bilan d'extension initial du cancer du sein à Ouagadougou : étude multicentrique »

En réponse, j'ai le plaisir de vous informer que je marque mon accord pour le déroulement de ladite collecte au **CHU-YO.**

Cependant l'étudiant KO Inéo Hamed est tenu de bien vouloir déposer une copie finale de sa thèse au département de santé publique du CHU-YO.

Pour les modalités pratiques, il voudra bien prendre attache avec les responsables des services concernés.

Tout en vous souhaitant une bonne réception, veuillez recevoir, mes salutations.

Ampliation :

- Intéressé(e)
- DSP
- Gynécologie-obstétrique
- Chirurgie B et d'oncologie

Vu OK pour collecte

Docteur Maurice ZIDA

OUSMANE NERE

Chevalier de l'ordre de l'Etalon

Apêndice 1: Formulário de recolha

Local de recolha: Data de recolha /.../....

I . **DADOS SÓCIO-DEMOGRÁFICOS**

Apelido: Nome(s) próprio(s) :

AgeAns Sexo : M / / F / / Residência : Urbana / / Rural /

/

Nível de ensino: nenhum nível / / primário / / secundário e universitário / /

Profissão : Dona de casa / / empregado / / empresário / / comerciante / / agricultor / / desempregado / / outra profissão / /

II **DADOS CLÍNICOS**

Antecedentes: antecedentes familiares de cancro da mama/ / antecedentes familiares de cancro do ovário/ / antecedentes pessoais de cancro da mama/ / antecedentes pessoais de cancro do ovário / / Contraceção oral / /

Gestite : PariteMenopausa / / Idade da menarca

Circunstâncias da descoberta :

Rastreio individual // Campanha de rastreio // Nódulo ou massa mama / / mama inflamatória / / adenopatia axilar / / metástases à distância / / outras circunstâncias / / especificar outras circunstâncias

Sinais clínicos :

Estado geral: Fase I da OMS / / Fase II da OMS / / Fase III da OMS / / Fase IV da OMS / /

Localização do tumor: mama esquerda/ / mama direita/ / bilateral/ /

Nódulo ou massa mamária / / Mama inflamatória / / Adenopatia axilar / / Sinal respiratório / / Dor na coluna / / Sinal neurológico / / Sinal abdominal / / Outro sinal / / Especificar outro sinal

III **DADOS PARACLÍNICOS**

Diagnóstico por imagem: ecografia mamária // eco-mamografia/ / mamografia/ /

Tamanho do tumor 1:... mm Tamanho do tumor 2: Mm

Classificação ACR: ACR 2/ / ACR 3/ / ACR 4/ / ACR 5/ /.

Anatomopatologia pré-terapêutica :

Tipo histológico: Carcinoma infiltrante inespecífico (NSC) / / Carcinoma lobular invasivo (ILC) / / / Carcinoma lobular invasivo (ILC) / / NSC)

Carcinoma mucinoso // Outro tipo histológico // Especificar outro tipo

- ----------- - -------- - - - - ----------- - -------- - - - - ----------- - -------- - - - ------

Grau histoprognóstico de Scarff Bloom e Richardson: Grau I / / Grau II / / Grau III //

Embolia vascular: sim/ /não/ /

Avaliação da extensão :

Ecografia axilar // Ressonância magnética da mama // Ressonância magnética da mama // Ressonância magnética da mama // Ressonância magnética da mama

Tomografia computadorizada torácica-abdominal-pélvica // Tomografia computadorizada de tórax // Tomografia computadorizada de tórax // Tomografia computadorizada de tórax // Tomografia computadorizada de tórax // Tomografia computadorizada de tórax

Radiografia abdominal-pélvica/ / Radiografia do tórax: Ecografia abdominal/ / Cintilografia óssea / / PET scan / / Outros : ------.

Exame cerebral / ressonância magnética cerebral //.

Resultado da extensão :

Extensão local: envolvimento da pele // envolvimento do mamilo/ / tumor multifocal // Tumor multicêntrico/ / Tumor bilateral/ / Tumor bilateral/ / Tumor multifocal/ / Tumor multifocal/ / Tumor multifocal/ / Tumor multifocal

Extensão do nódulo: Adenopatia axilar // Número de nódulos :

Metástases :
Metástases torácicas / /
Nódulo pulmonar/ / Número de nódulos: menos de 3// mais de 3 //
Micronódulo pulmonar // Pleuresia //
Metástases abdominais e pélvicas / /
Metástases hepáticas // Número de nódulos: menos de 3// mais de 3 //
Adenopatia abdominopélvica/ / Metástases ováricas/ / Ascite/ / Outras lesões abdominopélvicas//////////////////////////////
Metástases ósseas / /
Localização da coluna vertebral/ / localização pélvica/ / localização das costelas/ / outra localização //
Metástases cerebrais // Especificar o tipo de metástases cerebrais:
Classificação TNM
Tumor: T1// T2/ / T3// T4//
Gânglio: N0/ N1// N2// N3/ /
Metástases: M0// M1//
Conclusão TNM :
IV **DADOS TERAPÊUTICOS**
Cirurgia / /
Cirurgia conservadora da mama // mastectomia/ / curativo axilar/ /
Quimioterapia / /
Quimioterapia neoadjuvante // quimioterapia // quimioterapia
Radioterapia / /
Hormonoterapia / /
Outra terapia/ / especificar outra terapia
V **DADOS PNONÓSTICOS**
Paciente vivant/ / Paciente decede //
Atraso entre o diagnóstico e a recolha se o doente estiver vivo //
Prazo entre o diagnóstico e a morte, se o doente já tiver falecido //.

JURAMENTO DE HIPOCRISIA

Na presença dos mestres desta escola e dos meus caros colegas estudantes, prometo e juro ser fiel às leis da honra e da probidade no exercício da medicina. Darei os meus cuidados gratuitos aos necessitados e nunca exigirei um salário superior ao meu trabalho. Admitido no interior das casas, os meus olhos não verão o que lá se passa; a minha língua calará os segredos que me forem confiados e o meu estatuto não servirá para corromper a moral ou encorajar o crime. Respeitoso e grato aos meus professores, devolverei aos seus filhos a educação que recebi dos seus pais. Que os homens me estimem se eu permanecer fiel às minhas promessas. Que eu seja envergonhado e desprezado pelos meus colegas se não o fizer.

RESUMO

[er]**Título:** Avaliação da extensão inicial do estudo multicêntrico sobre o cancro da mama em Ouagadougou de 1 de janeiro de 2021 a 31 de dezembro de 2023

[er] **Objetivo:** Estudar a extensão inicial do cancro da mama em Ouagadougou de 1 de janeiro de 2021 a 31 de dezembro de 2023.

[er]**Doentes e método:** Este foi um estudo retrospetivo descritivo-analítico que abrangeu um período de 3 anos, de 1 de janeiro de 2021 a 31 de dezembro de 2023. Incluímos no estudo todas as doentes com cancro da mama confirmado histologicamente que tinham sido submetidas a um trabalho de extensão inicial e cujos registos incluíam estudos imagiológicos de extensão.

Resultados: Foram incluídos no estudo 502 doentes, dos quais 494 eram mulheres (98,41%) e 8 homens (1,59%), com uma média de idades de 48,53 anos. A história familiar de cancro da mama foi encontrada em 4,38% dos doentes. Os tumores eram carcinomas infiltrantes inespecíficos (90,84%) e SBRm grau II em 69,32% dos doentes. O envolvimento tumoral foi predominante na mama esquerda (48,21%). O estádio T3/T4 predominou, representando 85,06% dos casos. 99% das doentes beneficiaram de exames de diagnóstico por imagem, nomeadamente mamografia e/ou ecografia mamária; apenas os 5 casos de tumores necróticos ulcerados não foram submetidos a exames de diagnóstico. No nosso estudo, 93,62% dos cancros diagnosticados foram classificados como BIRADS 4 ou 5 na imagiologia. Os tumores inicialmente classificados como BIRADS 3 (5,38%) revelaram-se cancros da mama. Na avaliação inicial da extensão, 77,29% dos doentes foram submetidos a uma TAC toraco-abdomino-pélvica, 55,18% a uma ecografia abdominal e 51% a uma radiografia do tórax. Apenas 16 doentes (3,19%) foram submetidos a cintigrafia, a ressonância magnética da mama foi efectuada em 9 doentes (1,79%) e os exames PET não estão disponíveis no Burkina Faso. Verificou-se uma associação estatisticamente significativa entre o nível de ensino secundário ou universitário, a atividade profissional assalariada e a realização de exames toracoabdominopélvicos.

Conclusão: Apesar da melhoria da avaliação inicial da extensão através do aumento da utilização da tomografia computadorizada torácica-abdominal-pélvica, ainda há muito a fazer, em particular para aumentar a utilização da cintilografia óssea, da ressonância magnética da mama e da disponibilidade de exames PET no Burkina Faso, o que nos permitirá cumprir as recomendações internacionais para otimizar a gestão do cancro da mama no Burkina Faso.

Palavras chave : cancro da mama, avaliação inicial da extensão

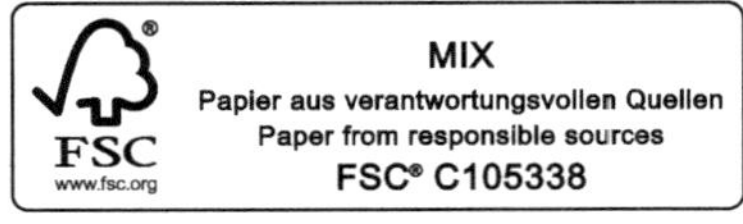

Printed by Books on Demand GmbH, Norderstedt / Germany